U0307722

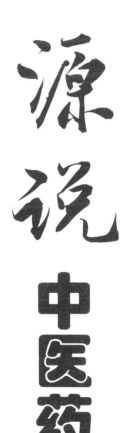

源说 中医药

● 何少初　张婉容　编著

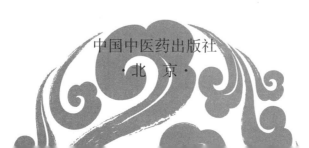

中国中医药出版社
·北　京·

图书在版编目（CIP）数据

源说中医药/何少初，张婉容编著 . —北京：中国中医药出版社，2017.3

ISBN 978 – 7 – 5132 – 2476 – 5

Ⅰ.①源⋯　Ⅱ.①何⋯　②张⋯　Ⅲ.①中国医药学 – 普及读物

Ⅳ.①R2 – 49

中国版本图书馆 CIP 数据核字（2015）第 092345 号

中 国 中 医 药 出 版 社 出 版

北京市朝阳区北三环东路 28 号易亨大厦 16 层

邮政编码　100013

传真　010 64405750

三河市潮河印业有限公司印刷

各地新华书店经销

*

开本 710×1000　1/16　印张 15　字数 241 千字

2017 年 3 月第 1 版　2017 年 3 月第 1 次印刷

书　号　ISBN 978 – 7 – 5132 – 2476 – 5

*

定价　49.00 元

网址　www.cptcm.com

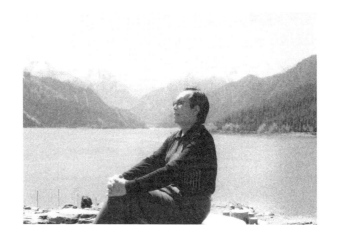

作者小传

何少初，男，中医药文化工作者。1941 年 6 月生，汉族，中共党员，湖南省邵阳市人，1965 年毕业于首都师范大学中文系。曾任中国中医研究院北京针灸骨伤学院医古文教研室主任、教授。先后担任中华医学会北京医学教育委员会委员、中华中医药学会全国医古文研究会副秘书长、中国药文化研究会理事、专家委员会成员、毛泽东养生饮食文化研究会专家委员会成员。

主要业绩：

《中医教育》《高等教育学报》的创刊人之一。近 20 年，先后发表有关中国高等教育、中医高等教育、中医药文化和中医与哲学的论文 100 余篇。个人专著《古代名医解周易》（作为优秀图书进入港台、日韩书肆，多次出版）、《神奇三学易道医》和《中医药的＜易＞文化》，系统地论述了古代哲学对中医药的深广影响；《神秘的中医药文化》《中医药文化通览》和《溯源寻流中医药》，展现了中医药文化的丰富内涵和悠久历史的长卷；《抱朴子妙言论养生》，全面介绍了道家养生学说；《新版医古文导读》和《骨伤针灸医古文》，为广大中医工作者和爱好者，提供了学习古典医籍的方法与途径；《太玄经校注》和《焦氏易林校注》，是对古代易学整理与研究的成果。《毛泽东的饮食文化》（主编），对毛泽东的饮食理念、情愫、智慧、爱好及生活习惯，作了比较全面的探讨；《雅庐诗集》，展示了作者大半生足迹和追求，也融汇了对祖国大好山河的歌颂。在古医籍研究中所创立的"古医籍研究中的系统比较训诂法"，被作为科研成果收入国家中医文库，曾荣获"北京市高教系统先进工作者"称号。先后成为《中国教育专家名典》《世界优秀医学专家人才名典》《科学中国人·中国专家人才库》《中国专家大辞典》和《世界名人录》等数十部名录的入典者。

张婉容，北京中医药大学2002届针灸推拿运动康复7年制本硕连读的硕士研究生，现为广东省广州市番禺区中心医院针灸主治医师，分别担任广东省针灸学会疼痛及抑郁相关病症专业委员会常委、广东省针灸学会减肥及内分泌专业委员会委员，广东省针灸学会皮肤病专业委员会委员，担任了本书神奇针灸，金元四大家，孙一奎、张景岳，温病三杰和徐灵胎、王清任的撰写。

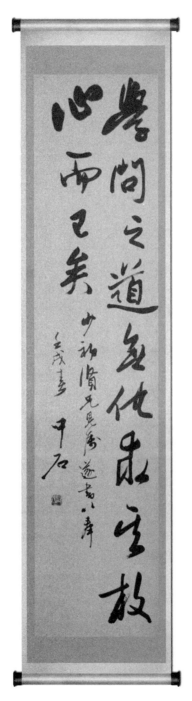

著名书法家欧阳中石先生题词：学问之道无他，求其放心而已矣（孟子语）

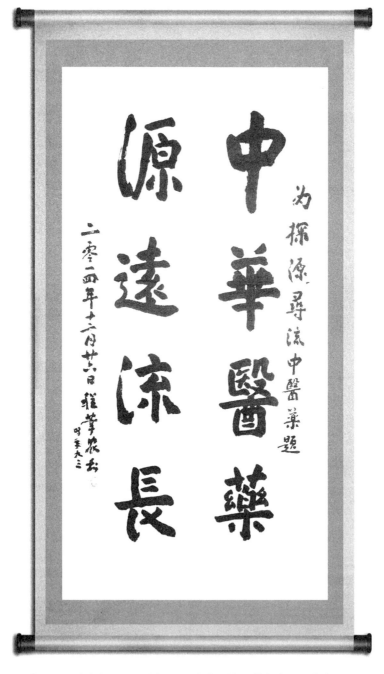

中国工程院院士、国医大师、93岁高龄的程莘农先生为本书题词

前　言

在一般人的概念中，医药属于科学技术；中医、中药属于古代科学技术，这诚然是不错的。然而，随着时代的发展，中医药在保持其原有特色与精华的同时，还正在与现代科学技术相结合，揭开了崭新的一页。

由于中医药有着数千年的悠久历史，所以除了其科学技术的属性之外，还具有极其重要的文化属性。在漫长的历史进程中，它又以其独特的发展方式，逐渐形成了一个基础深厚、理论精微、内涵丰富、知识渊博、学科多元、形式多样、特色突出的系统而完整的文化体系。中医药文化是中华民族优秀传统文化的一个重要组成部分，它集中包含了中医药的本质与特色，是精神文明与物质文明的统一。

伟哉，中国医药文化！上溯五千年（包括神话传说与文字记载）之历史，下可见医药文化之丰富内涵：神话传说，源头邈邈；著述万千，流长绵绵；阴阳五行，哲理为基；动、植药物，疗效奇特；针灸经络，充满奥秘；中华养生，独树一帜；儒释道义，阐微析奥；天人合一，返璞归真！它融汇了古代哲学、医药理论、天文地理、历史人文、神话传说、儒释道学、诸子思想、各家学说、医德伦理……从而凝聚成为中医药文化之精华；它不仅是中华民族文化的重要组成部分，也是人类文化的宝贵财富。

说到中医，有的学者认为：中国古代的"大发明"不止造纸术、火药、指南针和印刷术这四项，还有中医学。它是比四大发明更杰出的发明和创造，可称为"中国古代第五大发明"。

在几千年前的世界，曾诞生过古罗马医学、古巴比伦医学、古印度医学和古中国医学，然而在历史的进程中，前三种古医学都消亡了，唯有中医独

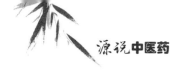

存于世，而且在西医没有传入中国前的数千年中，一直为中华民族的繁衍生存、治病保健和养生，发挥了巨大的作用，作出了巨大的贡献，受其益者，以数亿计！

当我们在学习传承中医药文化的时候，一定要明确认识中医在当世的"五定位"：

（一）中医是古代科学。

（二）中医是济世仁术。

（三）中医是璀璨文化。

（四）中医是中华国宝。

（五）中医是人类遗产和世界财富。

在当今世上，像中医药这样有着五千年高龄，理论完整，技艺齐全，疗效独特、生机旺盛的古老医学还有第二个吗？它正以高昂的姿态走出国门，走向世界，而且正在被各国人民所逐步了解、逐渐接受，许多外国学子来华学习中医，再把它带回去加以传播，中医药进入外国人家庭已不再是梦想；很有说服力的是，我的同事竟然在诞生古罗马医学的古城受聘数年，坐堂行医，来求治者，非独华人，亦有不少当地居民；更让人欣慰的是，一些国外医学家已对中医药刮目相看，对中医理论格外重视，以图借鉴，找到新的思路，攻克人类的顽症！甚至还有不少外国医生来到中国学习中医。

的的确确，中医不仅属于中国，它必然也正在属于世界和人类。把它当作世界非物质文化遗产，理所当然；把它作为中医科学，当之无愧！试看当今之世界，除了西医，还有中医，这难道不是铁的事实吗？

本书从"文化"的视角立意，以哲学、医、药、经络、养生为重点，较

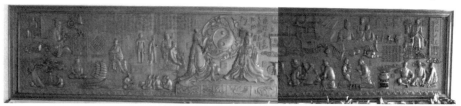

大型浮雕《岐黄之光》（陈列在国家中医药管理局大厅之内，气势恢宏典雅。画卷由创造中医药文明、中医药文化的著名医药人物及其伟大成就构成，是弘扬中医药文化的上乘佳作）

系统地向海内外广大读者，特别是青年介绍中医药文化，具有科学性、历史性、知识性、趣味性和独特的文化品位。对海外而言，让读者对中医药文化有一个比较系统而概括的了解与认识；对国内而言，让国人熟悉这个伟大的文化体系，从中吸取营养，接受熏陶，进而热爱和维护中华民族文化中这块瑰宝。

由于作者水平有限，书中不足之处在所难免，恳请读者、同仁不吝赐教。他山之石，可以攻玉；断流之水，可以鉴形；堪为师者，遍于天下！

副编审韩燕女士为本书做了大量艰苦、细致的工作，付出了辛勤的劳动，谨在此表示衷心的谢意。

王燕平教授、姚淑娟副研究员为本书的校对、图片付出了心血，在此致以深谢。

著名书法家欧阳中石，中国工程院院士、国医大师程莘农为本书挥毫题词，在此表示深深的谢意！

最后，谨以此书和刊载于 2015 年 1 月 23 日《中国中医药报》的一首《中医药颂》，一并奉献给热爱中医药文化的读者和同仁。

中 医 药 颂

中华医药，辉辉煌煌，
底蕴丰厚，源远流长。
岁历五千，独存东方，
绵延至今，万祀永昌。

历史长河，悠远漫长，
神话传说，奇特迷茫，
自盘古之开天地，
女娲之调泥浆，
生命从此诞生，
男女自是显彰；
人类繁衍延续，
有了基本保障，

面对疾病伤害，
苦无应对良方。
遥闻远古，天生三皇，
忧民死生，敢于担当。

伏羲创九针，运经络之妙；
神农尝百草，识药石之功；
轩岐之问答，穷医理之奥，
祛疾除病，终见曙光。

医药针石，施之人身，
拯救苍生，体健身强。
陵居野处，抗御灾难，
直面自然，战胜蛮荒。

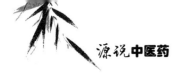

时至战国，百家鸣放；
医药圣人，应运而降；
肩负使命，勇于开创；
挺立潮头，破浪远航。
潜心养生、气血，
深究经络、腑脏；
假轩岐之问答，弘扬医理，
借雷伯之众臣，探求微茫。
精于辨证，巧于处方；
宏观整体，筑基阴阳。
构思精巧，才智超常！
药取三百，阐释性味；
分列三品，功效明详；
配伍规律，一目了然；
产地主治，跃然纸上。

汇聚前贤成果，
彰显最新思想，
观点体系，别具一格，
探微索隐，理论独创。
本非一人，实为群雄，
师徒传承，事业保障。
字经篆隶楷，书历简帛纸，
多少历史奥秘，
尽在其中隐藏。
呕心沥血，充实完善，
隐去姓名，托古炎黄。
终使《内经》惊世，
《本草》成章，
医经药典，旷世宝藏。

功劳卓著，业绩皇皇，
贡献伟大，决不能忘！
当享永祀，当受颂扬；
当树丰碑，当立塑像。
真乃医药之圣祖，
杏林之巨匠！

自是医论立而药理畅，
仁贤辈出，将以析异同；

穷极变化，神圣之道彰；
缓和扁仓，腾绝轨于前；
佗机叔谧，振英声于后；
立权度于万世，
保黎庶之安康。
夫医圣仲景，卓越超群，
伤横夭之莫救，
感宗族之沦丧；
精研《素》《难》，广施临床；
勤求古训，博采众方；
独创六经，撰写《伤寒》；
俾经方传世，医论播扬。

自是厥后，
群才沿流，众贤继轨，
医药之书纷然著录，
各家之说宣然推广；
专车之不受，广厦之难容，
学术昌盛，万古流芳！
叔和《脉经》，士安《甲乙》，
葛洪《肘后》，巢氏《病源》

弘景《别录》《唐修本草》，
思邈《千金》，王焘《秘要》，

《四部医典》，太仆《补削》，
《开宝本草》，林亿《新校》，
河间寒凉，从正攻下，
东垣补土，丹溪滋阴，
时珍《纲目》，新的高峰，
引领时代，远播八方，
景岳《类经》，鞠通《温病》，
……
历代诸家，多有新创。
雕琢诊候之术，
润色岐黄之业；
医药之为术，至是臻善；
医药之为道，至是益彰；
伟绩昭昭，何其光芒！

中华瑰宝，人类财富，
神奇疗效，全球共享。
四古医学，亡三存一，
唯我中医，生命顽强！
理论独特，蕴含深广；
流派纷呈，殊途同归，

灵活变化，运于股掌。
品卓知博，术高行尚；
大医精诚，传统优良；
医药文化，一座金矿。
如日月之丽天，
如江河之巡地，
传承不息，世代兴旺！

迨新中国，治冶学明，
医药事业，蒸蒸日上.
主席题词，总理关心，
《条例》颁布，《宪法》保障，
政策呵护，国人弘扬。
继承发展，明确方向：
兴办学府，造就栋梁；
广设医院，注重临床；
中西结合，优势互扬；
加强科研，成果昭彰。
捐疾祛病，救死扶伤，
走向世界，植根他乡。
造福人类，功德无量，
五洲亿兆，交口赞扬。
欣逢盛世，沐浴阳光，
展望新纪，环球飘香！

何少初
识于北京中医药大学
2012 年 4 月 23 日

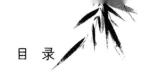

目 录

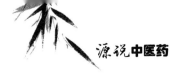

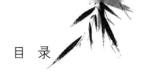

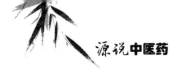

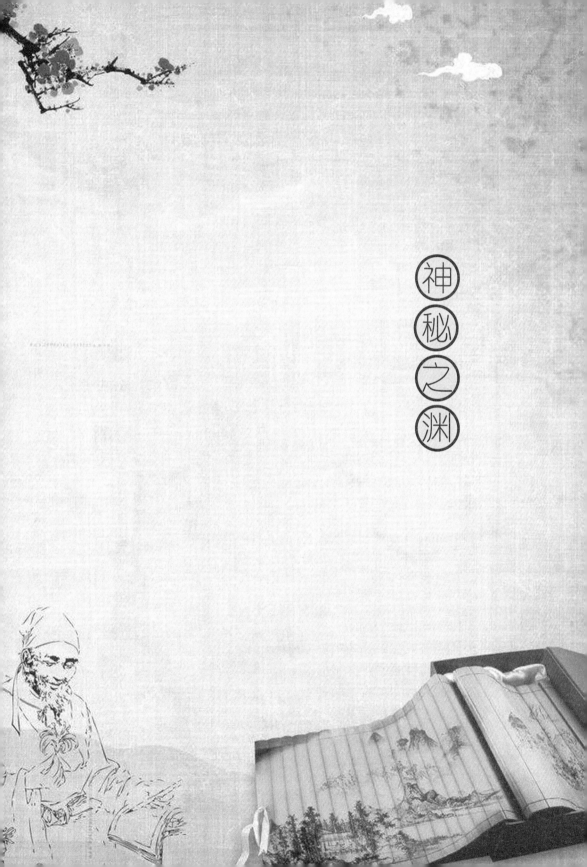

神秘之渊

本章开篇即以"神秘"二字来形容中医药文化，其主要原因在于这种文化发展与演进的历史，不仅岁月漫长，历史悠远，而且充满神奇与隐秘。它的起源，可以追溯到远古时代，那时，尚无文字之类的传承载体，从一开始就依托于神话传说，但它一直植根于人类的实践活动之中，并最早通过甲骨文记载下来。可以说，神话传说与甲骨文是神秘的中医药文化之渊源。

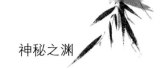

人类诞生

准确地说，人类的生命是在惊天动地中诞生。

历史悠久的古国，都有自己的神话，神话是极其浪漫和富有魅力的，尤其是中国古代的神话，内容非常丰富。它反映了我们祖先对世界（包括生命）起源、自然现象及社会生活的原始理解和崇拜。这些神话传说，是我们的先人借助想象和幻想，把自然力拟人化的产物。在远古时代，生产工具十分简陋，生产力的水平很低，生活在那个时代的祖先，不能科学地对上述问题的现象、变化和矛盾作出合理的解释，于是便通过神话来表现并寄托他们对自然力的斗争和对理想的追求。这个过程，我们称为神话传说的历史，神话是中华古人类聪明智慧的结晶。

在人类按其体质、形态进化的历史中，中华大地最早出现的人类，当首推距今170万年左右、生活在云南省北部金沙江畔元谋小盆地的元谋人，他们已能制造和使用简单的石器，并可能已会用火。其次当属距今100万年以前、生活在山西大同大同湖一带的小长梁人，他们不仅会制造石器、骨器等生产工具，而且已经有了自己的语言。第三当属距今65万年至80万年，生活在陕西蓝田的蓝田人，又称"蓝田直立人"，他们会打制刮削器、石片和石核等。第四当属距今10万年，生活在山西大同许家窑地区的许家窑人。第五当属距今一万八千年以前，生活在北京周口店龙骨山的山顶洞人，他们已能普遍使用石器、骨器，还会制作装饰品，其中有石珠、穿孔砾石和兽牙等，工艺制作已相当进步，并具备有意识对火控制的能力。以上这些都是通过实地考古，取得实物证据的。

而在神话中，人类的诞生则是另一番景象，成为开天辟地第一人的中华祖先叫"盘古"。后人根据传说，用文字记载下"神话的历史"。南朝祖冲之在《述异记》中这样说："盘古氏，天地万物之祖也；然则生物始于盘古。"

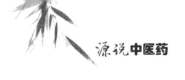

一部由北宋李昉等人编撰、以保存许多原始资料著称的《太平御览》，引用三国吴·徐整的《三五历记》，生动而形象地描述了人类生命诞生的这一史诗般的辉煌过程：

"天地浑沌如鸡子，盘古生其中。万八千岁，天地开辟，阳清为天，阴浊为地，盘古在其中，一日九变，神于天，圣于地。天日高一丈，地日厚一丈，盘古日长一丈。如此万八千岁，天数极高，地数极厚，盘古极长。故天去（离）地九万里。"

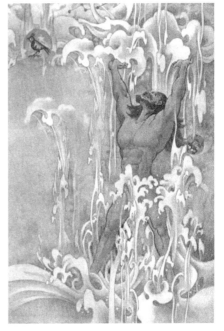

人类始祖盘古，在开天辟地中诞生，气势磅礴

这是多么神奇的想象，多么壮伟的场景：

在天地未分之前，宇宙浑浑沌沌，有如一个大鸡蛋。人类的老祖宗盘古就孕育在这个神秘的"大蛋"之中。经过一万八千年，"大蛋"崩裂开来，其中轻而清的阳气冉冉上升，形成了天；重而浊的阴气沉沉下降，凝聚成了地。

世界就这样诞生了！人类的生命就这样诞生了！

盘古就生长在天地之间，一日九变，比天地神圣。天一日高一丈，地一日厚一丈，盘古也一日长一丈。就这样，又经过了一万八千年，天达到了极高，地凝聚成极厚，盘古也就变成了极长的巨人，所以天地之间就相距九万里。

盘古的发育成长，符合人类进化的规律，人类在有了生命之后，身体、大脑的发育成长，是经历了漫长的岁月，随着自然的发展而发展，随着世界的变化而变化。如前所述，有考古实物为证，中华大地最早出现的人类，距今已有170万年左右。

在《五运历年记》中，也有这样的记载："元气鸿蒙（宇宙形成前的浑沌状态），萌芽滋始，遂分天地，肇立（开始确立）乾坤，启阴感阳，分布之气（分布在宇宙之间的阴阳之气），乃孕中和，是为人也，首先盘古。"

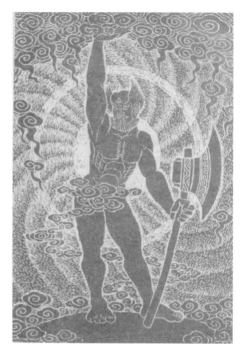

盘古在宇宙阴阳之气中孕育成的人类始祖

这些文献，都是在文字产生之后，后人记载神话时代的历史，虽不是第一手资料，但其中都提到了一个与生命密切相关的东西，这便是"阴阳"。当然，"阴阳"作为有文字记录的哲学观念，早在《周易》中就提出了，而且，后来成为了中医理论的基石——阴阳学说。因此，后人在许多著作中，都离不开阴阳哲学。所以在记述生命诞生时，就用了"清阳""浊阴""启阴感阳"来说明生命是离不开阴阳，离不开阴阳的运动，由此更可以看出，悠远的中医药文化，就是如此巧妙、原始地孕育在神话之中。

生命繁衍

当人类有了始祖之后，如何繁衍后代、延续生命，这是一个十分重要的问题。

关于人类的繁衍、生命的延续，在东西方的神话传说，都各有自己的创造，而且对后来的东西方文化产生了很大的影响。

西方的说法来自《圣经·创世纪》，是说上帝创造了人类，至于上帝来自何方没有说；上帝依照自己的形体，创造出一对男女：亚当与夏娃。这对赤裸的男女，生活在人类始祖的乐园——伊甸园，由于他们触犯了上帝的禁令，偷吃了禁果，犯了罪而被逐出园，后来他们繁衍了后代，也把罪孽传给了后世子孙。

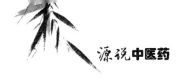

而在中国古代中，关于人类生命繁衍的故事十分丰富，较早的有关记载，来自《淮南子》中的《天文训》《说林训》和《览冥训》，其说有三：

第一个说法是有阴阳二神，是他们开创了天地，使"虚霩（空旷）生宇宙，宇宙生气"。而"气"中，"清阳者薄靡而为天，重浊者凝滞而为地"。然后，把残留在天地之间的混浊之气变成虫鱼鸟兽，而将清明之气变成了人。人的生命是由清明之气变来的。

第二个说法很富于浪漫色彩：人类的生命与形体是众神共同的杰作：黄帝始造人之时化生阴阳［可理解为人体的阴阳之气，也可以理解为男女性别，或阴阳（五脏六腑）器官］，上骈（上古神人）造出了人类的耳目五官，桑林（上古神人）创造了人类的手足四肢，在此基础上，又经过女娲神的数十次变化，才造就成了人的身形。

第三个说法是南齐的祖冲之在撰写志怪小说《述异记》中，干脆为盘古配了一位妻子，通过正规的途径来繁衍子孙。至于这位妻子的来历、身世，只有作者清楚了。到了清代，马骕在其所编撰的《五运历年记》中则说人类是盘古在临死前化身时，将身体中的各种寄生虫，顺风感化而变成的。

第四个说法既浪漫又极富诗意。说"女娲，阴帝，佐宓牺（即伏羲）治（治理天下）者也。"所谓阴帝，就是月亮神；而既是阴帝，那就是太阳神伏羲的配偶，所以，又有伏羲、女娲先为兄妹、后为夫妻的说法。

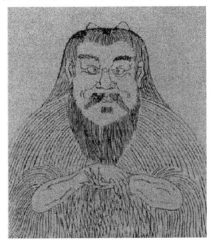

伏羲像

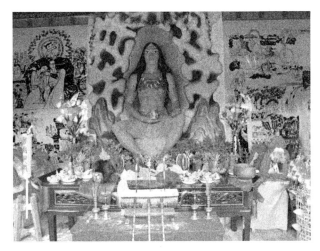

女娲像

在神话传说中，宇宙形成之初，只因洪水泛滥仅存伏羲女娲，本为兄妹，为了绵延后嗣，配为夫妻。唐·李冗《独异志》中说：

"昔宇宙初开之时，只有女娲兄妹二人，在昆仑山，而天下未有人民。议以为夫妻，又自羞耻。兄即与妹上昆仑山，咒曰：'天若遣我兄妹二人为夫妻，而烟（云彩）悉合；若不，使烟散。'于烟即合，其妹即来就兄。"在古代石刻中，伏羲与女娲都是人首蛇身。

这对人类最早的夫妻，自腰部以上是人形，穿袍带冠，大有文明的装束；腰部以下为蛇身，两尾紧密地缠绕在一起，似是拥抱，又似交尾，十分浪漫，人类的生命就是在这种浪漫而奔放的氛围中孕育的。

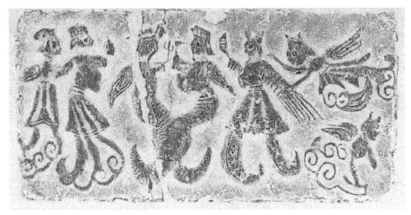

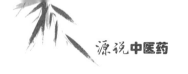
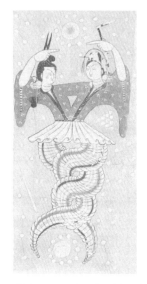
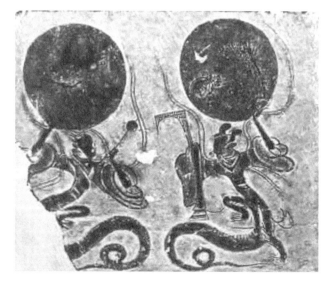

从全国不同地区发现的图像、石刻和图刻，伏羲与女娲人首蛇身，紧密缠绕在一起，繁衍后代

第五个说法最富有神话色彩，是在《太平御览·风俗通》中出现的一则"女娲团黄土造人"的故事：

"天地开辟，未有人民。女娲抟（把东西捏聚团）黄土作人，剧务（加快速度干），力不暇供（努力地工作，总来不及），乃引绳絚（粗绳索）于泥中，举以为人。故富贵的，黄土人也；贫贱凡庸者，絚人（穷苦贫民）也。"

这则神话多么引人入胜：开天辟地以后，大地虽已有了山川草木，虫鱼鸟兽，但却没有人类的踪迹。月亮神女娲感到十分孤独，便动了团黄土捏泥人的奇想，于是先随意捏成一个小泥人，他竟奇迹般地欢蹦乱跳，有了生命；于是继续捏了许多小泥人，有男有女，让他们一个接一个地来到世上。她加快速度努力干，可是力不从心，捏成的泥人还不够多，便干脆顺手从山崖上揪下一根藤子，用来搅动浑浊的泥浆，向着大地猛挥洒，泥点溅落之处，便生出一个个活泼可爱的小人儿，于是，在原本荒凉冷清的土地上，到处有了人。所不同的只是那些经女娲亲手捏成的人，获得了富贵之身；而绝大多数由甩出的泥浆变成的人，只落得个贫贱之躯。

据《帝王世纪》说，因为女娲这位人类之母，竟是"蛇身人首"，所以她要创造出比自己形象更完善的人类来。汉代文字学家在《说文解字》中，

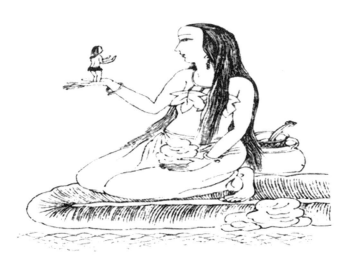

女娲造人

盛赞女娲是"古代神圣之女，化万物者也"，即是上古时代一位养育万物的圣女。然而，伟大的诗人屈原却非要在其诗作《天问》中，对女娲的身世追根寻源："女娲有体，孰（谁）制匠（造就）之?"多么有趣，又多么浪漫！

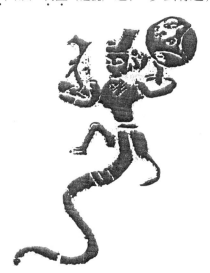

石棺女娲（出土于四川泸州）左手举月，右手执矩，人首蛇身，是阴性的象征

在《周易》的《序卦》中，对天地、万物、男女、夫妇、父子，曾作了一个系统的叙述：

"有天地然后有万物，有万物然后有男女，有男女然后有夫妇，有夫妇然后有父子……"

从生命繁衍的规律来说，这个论述是科学的。当宇宙天地生成之后，就在漫长的运化中产生了万物；人为万物之灵，不过是万物之中的一种而已；人有男女之性，则自然有夫妇配合之道；有了夫妇繁衍后代然后才有父子。

在人类繁衍的历史中，最早是通过原始的杂交状态来延续生命的。到了"古人"时期，可能已经摆脱了原始杂交，而进入群婚的早期阶段，婚姻关系只能在同辈之间建立，父母与子女之间，不能婚配。这是人类通过漫长的生存实践，为提高自身素质，在婚姻形态繁衍后代问题上的一大进步。进入"新人"时期，即是我国古代的"母系氏族"社会，距今约七八千年以前。最新考古成就表明，从20世纪80年代以来，在河北北部、内蒙古东南部的新石器时期早期遗址，先后发现了裸体孕妇石雕，被专家誉为我国迄今发现最完整、最典型的史前"维纳斯"。这些具有多产孕妇特征的史前女性雕像，统称"生育女神"。中国女神形象地反映了母系氏族社会子女，只知有母不知有父的古俗，显示了先民们祈求生育、繁衍子孙的强烈愿望。这些"生育女神"比起女娲来更加现实，她们才是中华民族的真正的、伟大的母亲。

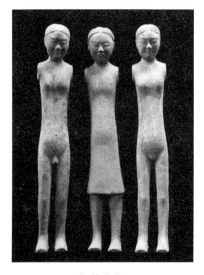

裸体陶俑

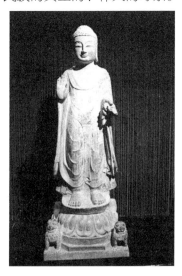

陶俑——东方"维纳斯"

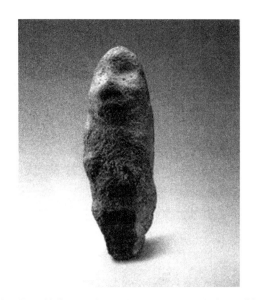

新石器时代兴隆洼文化（约前6000年）时期文物。由黑灰色硬质基岩制成，微微隆起的腹部，具备孕妇特征，表现了原始社会对裸体女像的崇拜，被专家誉为"史前维纳斯"

圣母受孕

母系氏族社会，是继原始群落之后形成的第一个以血缘为纽带的人类共同体，在这个氏族公社中，女性处于支配地位，母亲是绝对神圣而伟大的，子女知母而不知父。对于生殖功能尚处于蒙昧之中的远古初民来说，生育子女、繁衍后代是最迫切、最神圣的事情。由于他们只识其母，不见其父，因此，就很难意识到男性在生殖、繁衍中的作用和地位，这便使得他们对于人类的生殖活动的生殖器官产生了一种极端的迷信，因而凭借想象，演绎出许多有关"圣人之母"的神话来。由于古代圣人是人中最杰出者，所以神话中对他们的母亲非常重视。上古圣人，不仅"人"神，"事"神，而且从其母受孕到他们降生，更神。因此，他们的母亲都是"神圣人母"（许慎语），而圣人皆无父，感物而生。（《春秋大传》）

上古先民认为，他们的性行为与天地交感，可以产生灵感效用，取生殖器以象征天地交感，阴阳交合。于是产生了生殖崇拜。在伏羲所创造八卦中，—（阳爻）、――（阴爻），郭沫若等人认为分别代表男性与女性的生殖器，

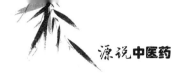

是生殖崇拜的产物。

《周易·系辞》说：

"乾坤，其易之门邪？乾，阳物；坤，阴物也。"

"夫乾，其静也专（同'抟'），其动也直（指勃起），是以大生焉。夫坤，其静也翕（闭合），其动也辟（张开），是以广生焉。"

其含义是：乾阳、坤阴是生殖器的象征。乾为阳物，即男性生殖器，当它静止的时候是团缩的，激动的时候是勃起的；坤为阴物，即女性生殖器，当它静止的时候是闭合的，激动的时候是开启的。因此，当男女交合时，可以"大生""广生"。

在原始社会的一些遗址中人们发现了许多造型逼真的男性生殖器模型；在一些原始岩画中，竟有描绘两性交合的狂热场面。生殖崇拜的本身，真实地反映了我们的先祖要为自己生命的产生找到一个源头，说明自己是某个先祖的后代，生命是先祖赋予的。所以当我们今天探讨生命哲学起源的时候，生殖崇拜就成为一个起点。

对生殖器的崇拜，必然导致对生殖行为的崇拜。宇宙万物的生命，从最低级到最高级都要通过生殖行为而产生。《周易·系辞》说："天地氤氲，万物化醇；男女构精，万物化生。"

其含义是：天地阴阳二气交融密结在一起，最后凝固变化成万物的形体。两性形体交合，再然后万物变化生生无穷。从天地的感应、男女交合，再到万物广泛的阴阳交合，这就是中医药文化中生命文化的开端。宇宙万物，都具有两性特征，异性之间的交感，就成了生命的起源。阴阳化生的理论，体现了由人的两性结合，到自然万物化生的普遍性，从而形成了生命文化的特色。

古代有许多关于"神圣人母"受孕的传说。

伏羲

《太平御览·诗含神雾》："大迹出雷泽，华胥履之，生宓牺（即伏羲）"。

在一个极乐的国土有一位叫华胥的姑娘，一天，她来到一个叫"雷泽"的地方玩耍，偶然看到一个巨大的脚印，出于好奇，就踩到这个脚印上，结果竟像有了什么感应，便在不知不觉中怀了孕，不久生了一个儿子，取名宓牺（即伏羲）。华胥姑娘，可能是生活在"华胥氏之国"，不知其真实姓名，所以以"华胥"称呼。至于"华胥氏之国"所在何处，列子《黄帝篇》中说："在俞州之西，台州之北，不知斯（距）齐国（中国）几千万里，盖非舟车足力之所及。"在《春秋内事》中还具体说到"仇夷山"是"伏羲生处"；在《帝系谱》中，也具体说到"伏羲人头蛇身，以（在）十月十四人定（深夜）时生"。

在神话中，除了开天辟地的盘古之外，伏羲是"上上圣人"，在《汉书·古今人物表》中，位居古今圣人榜首。他的母亲竟然是与一个巨大的脚印发生感应而受孕，他便神奇般地降生，而其父——雷泽之神，却从未与之谋面。

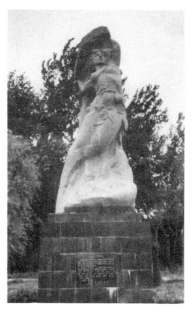

雷神与华胥姑娘所生的伏羲（华胥陵）

神农

《帝王世纪》记载："神农，姜姓也，母曰任姒，有乔氏之女，名登，为少典（古代帝王）妃，游于华阳，有神龙首感女登，于常羊生炎帝（即神农），人身牛首。"神农的母亲叫女登，是有乔氏家的姑娘，嫁给少典做了妃子，在一次郊游华阳时，受到一条神龙的感应（或许是游玩劳累，在梦中与神龙交合）而受孕，后来，在一个叫常羊的地方生下了神农。可不知为什么，这位神龙的后代竟未得龙首，身虽如其母，而首却如牛。看来，神农也从未见过其父，而其父也从未尽过父责，女登姑娘独自承担了抚养儿子的重任。

黄帝

《帝王世纪》记载："黄帝之母曰附宝……见大电光绕北斗枢星，照郊野，感附宝，孕二十五月，生黄帝于寿丘。"黄帝的母亲叫附宝，也是有乔氏家的姑娘，少典氏娶了附宝。有一天，附宝姑娘看见大电光环绕着北斗七星第一星——天枢星，电光普照郊野，于是姑娘受到感应而有了身孕，怀了25个月的胎（是正常胎儿的两倍半时间），在寿丘（今山东曲阜县东）生下了黄帝。

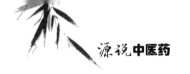

看来，黄帝的父亲是宇宙的电神，黄帝是电神的后代。显然，这对父子也从未谋面，对黄帝抚养教育的责任也全部落到了附宝姑娘的身上。

唐尧

《春秋合诚图》记载："尧母庆都……出观三河之首，常若有神随之者。有赤龙负图出，庆都读之，赤受天运，下有图人，衣赤光，而八采，须鬓长七尺二寸，兑上丰下，足履翼翼，署曰：'赤帝起。'诚天下宝也。奄然阴，风雨，赤龙与庆都合婚，有娠，龙消不见。既乳（生子），视尧如图表。及尧有知，庆都以图予尧。"尧的母亲叫庆都，有一天，她出外来到三河之首（即东河的北端）观赏景致，感到身边像有神在暗中随护。有一条赤龙背着一张图从河中跃出，庆都观看这张图，是赤龙禀受天运送来的。图上面画着一个人，身披霞光，穿着衣袍，面有八采，须鬓长有七尺二寸，面带喜悦，衣袍肥大，足踏翼星（二十八星宿之一）。图人旁边写着："赤帝兴起"。这图实在是天下的宝物。突然间，阴风大作，大雨倾盆，赤龙和庆都在风雨中交合成婚，庆都有了身孕，赤龙乘风而去。等到庆都生产时，见婴儿尧就像图上画的人。待尧懂事之后，庆都把图交给了尧。

尧母庆都本是天帝的女儿，出生在斗维（地名）的野外。她的降生也极富传奇色彩：曾在三河之南，天空出现大雷电，有血流入大石之中，并滋润着它，结果从石中生出了庆都。她长大之后，非常像天帝，并且常有黄云覆盖着她；她常在梦中进食，不觉饥饿。长大以后，寄养在伊长孺家中。

尧的父亲赤龙，在与其母交合之后就消失在阴风暴雨之中，庆都姑娘也就成了单亲母亲，独自承担起抚育教养尧的重任。

虞舜

《帝王世纪》记载："桥牛（舜之祖父）生瞽瞍（舜之父，是个盲人），妻曰握登，见大虹，意感，而生舜于姚墟。"舜的身世更是有趣：是他的母亲握登，看到了天上的彩虹，心有所感，便怀了孕。后来，在姚墟生下了舜。"大虹"是舜真正的父亲，更不能尽教养之责，而他名义上的父亲又是个瞎子，所以是其母握登承担抚养舜之责任。

夏禹

《帝王世纪》记载："伯禹夏氏，姒姓也。母曰修己（一作修巳），见流

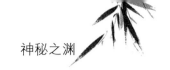

星贯昴（二十八星宿之一），梦接意感，又吞神珠薏苡，胸坼（裂开）生禹于石纽。（禹）虎鼻大口，两鼻耳叁（三），镂首戴钩。"大禹之母修己，从怀胎到生产都比较复杂。修己看见有一颗流星穿透昴星，晚上梦见自己接住了这个流星，并与它意交，同时又吞下了一颗神珠薏苡才怀了孕。不久，是在石纽这个地方，剖胸生下了大禹的。大禹的相貌也很古怪，虎鼻大口，两个鼻子，三个耳朵，头上雕刻着花纹，并顶戴着钩铃（星名）。禹母从怀孕到生产都够惨烈的：怀抱流星，口吞神珠，剖腹生禹；而禹的相貌，并不像我们今天在许多场合所看到的三过家门而不入，全力以赴治洪水的英雄——大禹的形象，却是如上所述的那样古怪。

殷契

《史记·殷本纪》记载："殷契，母曰简狄，有娀氏之女，为帝喾（五帝之一）次妃。三人行浴，见玄鸟堕其卵，简狄取吞之，因孕生契。"殷契之母简狄，与其妹和帝喾三人一起去洗温泉，看见凤凰从天上掉下一个蛋，简狄拿起来把它吞了下去，于是因感应而受孕，生下了契。尽管他是帝喾的儿子，但真正的父亲竟是凤凰。契在舜时助舜治水，立下了大功。

在这些神话中，人母并未与男子交合便都受了孕，生了子，但是无论她们以何种方式受孕，其感应之物都有雄性的特征，其实质都没有离开阴阳交合才能生成新的生命这个规律；言母不言父，实际只不过是为了更加突出"人母"在人类生育繁衍中的丰功伟绩，也正反映了母系氏族社的特点。

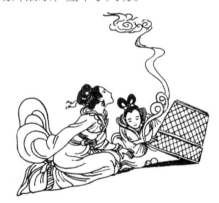

殷契的母亲——简狄

因此，我们完全可以这样说，它们既是神话，又是历史；既是文学，又含医学；读似荒诞，实含哲理。它们成为中华医药文化的渊源！

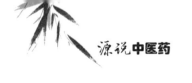

医药三皇

这里所说的"三皇"，是指传说中的医药鼻祖。本书所标新立异的一个重点，就在于将中华文化，特别是中医药文化**分为神话传说的历史和文字记载的直接历史**，后人以文字形式记载远古的神话与传说，当属前者，不能与后者相混。

"三皇"一词由来已久，最初见于《周礼·春官·外史》，是指传说中远古部落的酋长。其具体所指，传说不一，没有确论。这里所说的"三皇"是指伏羲、神农和黄帝。

伏羲是距今8000多年前原始游牧社会的代表人物。

神农和黄帝，则是距今5000年前原始农业社会的代表人物。他们二人属于同一时代，神农年龄大于黄帝。黄帝壮年时，神农氏衰，遂取代了神农的地位。

由于后世不少历史文献，根据传说记载了他们与医药起源有关的事迹，因此，把他们称为神话传说中中医药文化的鼻祖，是当之无愧的。

一、伏羲勾勒了中医药文化的雏形

"伏羲氏……乃尝百药而制九针，以拯夭枉 (因疾病早死，冤死的人) 焉。"（《帝王世纪》）

九针，是九种针具，即镵针、员针、锃针、锋针、铍针、员利针、毫针、长针和大针。早已失传，中国中医科学院针灸研究所，经过长期研究，已成功复制出九针。伏羲创制"九针"，是传说中我国针灸的起源。

据许多文献记载，伏羲，又称伏栖、庖羲、包羲、宓牺、皇牺、太昊，又号雄皇氏，在位共110年。

因为传说伏羲的降生是华胥姑娘踩了雷泽中"大迹"而受孕的结果，因此，先人们认为他是"雷神"之子。当"燧人氏没 (死了)"之后，这位有神性的青年便"继天 (天子之位) 而王 (称王)，首德于木 (首先凭借木之旺气)，为百王先"。"帝出于震 (万物的初生从震卦开始)，位在东方 (震卦的方位为正东)，主春象 (主宰正春之象)，日之明 (正是阳光正媚之季)，是称太昊。"（《帝王世纪》）

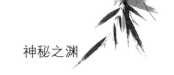

这位先祖既已成为百王的首领、百姓的君主，他凭借自己的聪明才智，充分发挥其造福人民、带领人民推动历史前进的作用。孔子在《周易·系辞》中，充分肯定了他的历史功绩：

"古者庖牺之王天下也，仰则观象于天，俯则观法于地，观鸟兽之文与地之宜，近取诸身，远取诸物，于是始作八卦。以通神明之德，以类万物之情。作结绳而为网罟（网），以佃（打猎）以渔。"

伏羲时代，是原始游牧时代，先民无拘无束、自由自在地生活在树木繁茂、水草丰美的大自然中，驱赶着他们捕猎到的兽类，四处放牧，随遇而安；渴了饮甘泉，饿了烤兽肉。那时的宇宙，天清气朗，地绿水洁，能见度极高。伏羲，这位远古时代的天下王，经常仰头观天象，研究日月星辰的运行；俯身察地形，考查山川沟壑的走向，又观察鸟兽动物皮毛的纹彩（其中各式纹彩包含着无数奥妙的组合）和生长在大地上各类植物各得其宜的情况，近从己身取象，远从器物取象，在这种情况下，开始创造八卦。八卦看似简单，因为它只是由一阳爻和一阴爻组成；然而又最复杂，通过它可以通晓万事万物变化的性质，能分类归纳万事万物的形状。伏羲还教先民结绳编网，用来打猎和捕鱼。

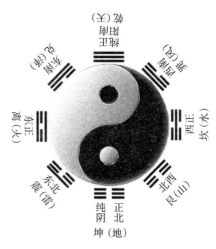

伏羲先天八卦图

伏羲对人类的第一大贡献是"始作八卦"。

由于八卦是伏羲"近取诸身，远取诸物"而逐渐形成的，所以八卦的内涵很广，它体现了中华民族的先祖将当时人类的思维模式化的过程，在人类思维发展史上是一个了不起的飞跃和成果。

八卦所涉及的具体内容：

自然界	物性	人类社会	人身	畜类
☰ 乾天	健	父	首	马
☱ 兑泽	说（悦）	少女	口	羊

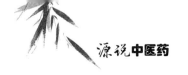

☲	离火	丽	中女	目	雉
☳	震雷	动	长男	足	龙
☴	巽风	入	长女	股	鸡
☵	坎水	陷	中男	耳	豕
☶	艮山	止	少男	手	狗
☷	坤地	顺	母	腹	牛

这其中也包括伏羲集中了上古先民们对思维认识方面的成果。八卦的思维模式既来自先民们的生活与实践，又必然反映并渗透到他们的日常生活与生产实践中。医、药是先民们重要的生活内容与实践活动之一，这样八卦对中医药文化的影响，应该说从远古时代就开始了。在后来的数千年中，这种影响更深、更广泛、更自觉，《黄帝内经》《神农本草经》这两部中医药典籍的形成，就是一个极有力的证明。再往后，不少医家用八卦将人身、耳部、手掌、脚掌加以定位；中医眼科用八卦或其所代表的八种物质，把眼区划分为八个部位，称为八廓；乾（天）廓、坤（地）廓、巽（风）廓、震（雷）廓、兑（泽）廓、艮（山）廓、离（火）廓、坎（水）廓。

不少医家以八卦阐述生理、病理和医理，读后使人茅塞顿开，受益匪浅。

金元四大家之一的朱丹溪，在论述"房中补益"时说：

"《易·兑》取象于少女。兑，说（悦）也。遇少男。艮为咸；咸，无心之感也。艮，止也。房中之法有艮止之义焉。若艮而不止，徒（只有）戕贼（残害，损伤），何补益之有？"

这其中涉及了三个卦：兑☱，代表少女，表示喜悦；艮☶，代表少男；咸☶，是艮下兑上，少男居少女之下，古代婚礼，男到女家迎娶，是男下女，指男女结为夫妇。男女结为夫妇之后，如果在性生活方面不知节制，还谈得上对身体有什么补益呢？

明代医家张介宾以八卦论医，阐述脏腑病证及其相生相克的关系，颇为独到。

"又若'离'火临'乾'，非头即脏；若逢'兑'卦，只肺相连。交'坎'互相利害，入东木火防炎。'坤''艮'虽然喜暖，太过亦恐枯干。'坎'为木母，'震''巽'相便；若逢土位，反克最嫌。金水本为同气，失常燥湿相干。'坤''艮'居中，怕逢东旺；若当'乾''兑'，稍见安然。"

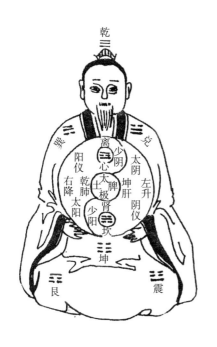
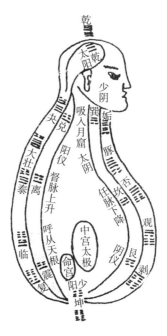

太极两仪四象八卦　　　　太极两仪四象八卦督任呼吸

配五脏周身图　　　　　　天根月窟配人身图

　　按照《文王八卦方位图》，离为火，乾为金；乾又为首；离卦☲是阳胜阴，阴为五脏，故"离火临乾"，即为火克金，在这种情况下，不是有头疾，便是有五脏之疾；兑☱为口，在五行中所示为金。五行配五脏，肺亦为金，离火逢兑金，就说明口或肺将有疾病。

　　如果离火与坎☵水相交，水必克火，应之人身，为阴阳不协之兆；可是水也不能太过，如果水太过，火必受伤，水火之间，存在着相互利害的关系。震卦☳位居东，震又为木。离火若逢震木，木以生火，本为相生之兆；但是火胜则木成灰烬，所以木火之间，要防火炎太盛。

　　坤☷位居西南，为土；艮☶位居东北，亦为土。离火若逢坤土、艮土，依五行之理为火生土，故坤、艮喜暖；然火太过，土将枯干。

　　这是张介宾运用八卦之理，简要明了地论述了生中有克的复杂情况。自然界的五行之间，相生相克，其理如此；医理病理，人身脏腑之五行，其相生相克，又岂能与之相悖？

　　坎为水，水生木，故言坎为木母。震位居东，为木；巽☴位居东南，亦

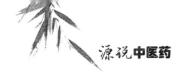

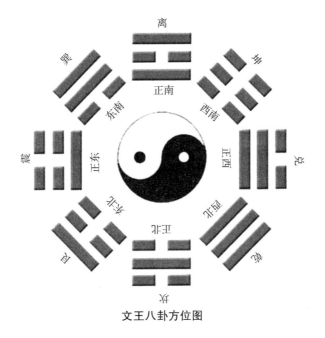

文王八卦方位图

为木，两者相互便利。坎水若逢坤、艮之土位，土反过来克水，最是厉害。金当秋令为阴稚，水当冬令为阴盛，金水同主四时中之阴气；而金、水之中，若有一气失去平衡，便会影响到另一气。坤、艮居中，皆为土；震位居东，而为木；若土逢木，木旺则必克土；乾☰、兑均为金；坤、艮若逢乾、兑，则为土生金，是相生之象，可致安然无事。

这是张介宾借助八卦之理，分别论述了相克相生的复杂情况，从而也加深了我们对医理病理中，五行之间对立与融洽关系的认识。

不仅如此，中药也与八卦关系密切，不少药名，与卦名有关，如八宝坤顺丹、安坤赞育丸，皆取坤为阴，为女性，用以治疗妇女的气血亏损、月经不调、精神不振等症；清震汤，由于震为雷，用以治疗雷头风；此外还有坎离丸、坎离砂，用以治疗感受风寒，四肢麻木等症。推拿部位也有以八卦命名的，围绕掌心周围，近第三掌骨小头处为离，顺时针排列，依次为坤、兑、乾、坎、震、巽各穴。运此"八卦"处，可开胸化痰，解除气闷。

八卦，对中华文化的影响是深远的、广泛的、多方位的，几乎无所不在。其中对中医药文化的影响可见一斑。

伏羲创造八卦，不仅对中国古代的思维科学是一个了不起的贡献，而且

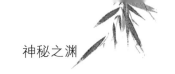

对人类的思维科学也是一大贡献。八卦是以 − 阳爻与 − − 阴爻以不同方式的排列组合，最后又衍生出八八六十四卦，是人类二进制思维模式的最早、最具体的体现。而二进制思维，是人类最伟大的思维模式之一。

伏羲对人类的第二大贡献是"味百药而制九针"（《帝王世纪》）。

尽管这方面的具体史料很少，但我们不难想象，这位中华先祖，为了他的人民能更好地生存，为了帮助人民解除疾病的痛苦，主动承担了探索医与药的历史重任。"味百药"，即是向自然界寻求药物，利用各种植物来疗疾祛病。

在原始游牧时期，生产力非常低下，我们先祖的生活水平很低，他们"饥即求食，饱即弃余"，野果、根茎、兽肉是他们的主要食物；居住条件十分简陋，或栖身于荒原，或露宿于丘陵，或避寒暑风雨于洞穴，或筑巢穴于大树；感风寒，中酷暑，食毒物，吃腐肉，各种疾病随时发生，以伏羲为代表的先民们，经过无数次的尝试，逐渐认识了哪些植物对人体有益，哪些植物对人体有害，从而积累了一些植物药的知识，这便是最早的中药学。

在医疗手段上，伏羲又把目光投向了砭石，用石头制成各种形状的石针，用它们来刺激人体的某些部位，后人归纳为"九针"：镵针、员针、鍉针、锋针、铍针、员利针、毫针、长针和大针。九针的具体名称，在伏羲时代不曾确定，这要归功于《灵枢》的作者。但伏羲既制出各类石针，想必最初的经络和穴位也已现端倪，又要感谢《灵枢》的作者，在不断探索和实践的基础上，系统地总结成十二经脉、十二经穴和十二节刺，从而形成了经络学说。

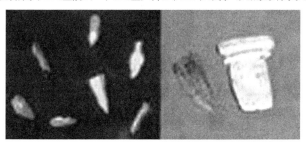

伏羲创制"九针"，传说是我国针灸的起源

伏羲对人类的第三大贡献是"取牺牲（牲畜肉）以充庖厨"（《帝王世纪》）。

由于伏羲"变茹腥之食"（改变了吃生肉的生活）（《拾遗记》），所以他

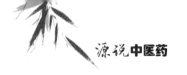

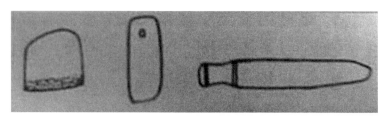

新石器时代的砭石，即针刺器具

又被称为"庖牺"，即用火烧烤畜肉、使先民吃熟食的创始人。与尝百药一样，伏羲做了，神农还继续。时代不同、地域不同，知识的传播与交流相当困难和缓慢；史传中虽记载了燧人氏钻木取火，但并不等于与燧人氏同时或以后的上古先民都懂得并掌握了取火用火的技术，所以伏羲所领导的先民们，或许就还没有获得燧人氏的取火方法。为了减轻人们因食生肉而带来的疾病，改变人们的食物质量，伏羲——这位雷神的儿子，或许从森林草原遭雷火之后拾到的烧死的动物中，品尝到了熟食的滋味；或许从雷火能烧物这一自然现象中受到启发，先取雷火加以保留，以便继续使用，进而逐步琢磨出钻木取火的方法，将火引入他们的生活之中，使人类对火的使用，从被动转向主动，从依赖天火转向依靠随时钻木取火。食物质量的改变，对先民们既减少疾病，又健全身体起了重要的作用；在一定程度上，熟食也有着药物的功效，这就是中医药文化中最早的"药食同源"。

二、神农描摹了中医药文化的蓝图

"神农尝百草，始有医药。"（《史记纲鉴》）

根据这个记载，我国古代医药的先辈，便将他们编撰的第一部药典命名为《神农本草》，却把自己的姓名隐去。这与《黄帝内经》的作者一样，在我国古代最著名的医典《内经》之前冠以"黄帝"的名字，这是当时托古之风（借古代圣人之名，来给自己的著作命名，隐去作者姓名，以便于作品的流传）的反映。成书于西汉初年的《淮南子》中有一段文字，最能真实反映先秦及汉初的这种社会习俗。《淮南子·修务训》中说得十分明白："世俗之人，多尊古而贱今，故为道者，必托之于神农、黄帝而后能入说。"

"神农……尝百草之滋味，水泉之甘苦，令民知所辟就（避开什么，接受什么）。当此之时，一日而遇七十毒。"（《淮南子·修务训》）

"民有疾病，未知药石，炎帝（即神农）味（尝）草之滋，尝一日而遇七十毒。"（《通鉴外记》）

"神农氏以赭鞭鞭（抽打）草本，始尝百草，始有医药。"（《史记补三皇本纪》）

"神农以赭鞭鞭百草，尽知其平毒寒温之性，臭（气味）味所主（药的气味主治的疾病），以播百谷，故天下号神农也。"（《搜神记》）

"太原神釜冈，有神农尝药之鼎存焉；成阳山中有神农鞭药处，一名神农太原药草山。"（《述异记》）

从这些后人的描述中可以看出，神农这位老祖宗，为了使百姓解除疾苦，真可谓历尽艰辛，舍生忘死。由于自然界的草太多，不可能一一尝尽，他竟想出了"鞭挞"之法，用赤色的鞭子来抽打各种草，以此了解草木是有毒、无毒、性寒、性热，以及五味与脏腑疾病的关系。其实，这些文献也是对中华先祖为探索认识药物、与疾病进行斗争、勇于实践、勇于献身的伟大精神的写照。

神农，又称炎帝、农皇，姓姜，名魁，是距今约五千年原始农业社会的首领。"在位一百二十年"（《帝王世纪》），这与伏羲在位110年、黄帝在位百年一样，均出自《帝王世纪》，显然属于神话，原始社会的先民，寿命很短。神农与黄帝同处一个时代，但比黄帝年龄要大一些。炎黄二帝，同祖共宗，血缘关系很近。根据《国语》的记载："昔少典氏娶于有蛴氏，生黄帝、炎帝。黄帝以姬水成，炎帝以姜水成。成而异德，故黄帝为姬，炎帝为姜。""生"字于此颇为费解。晋代博物学家郭璞注释最贴切："诸言'生'者，多谓（指的是）共苗裔（后代），未必亲（亲身）所生（生出的儿子）。"

当我国远古社会进入原始农业社会时期，在中华大地已出现了不少部落群体。少典氏族和有蛴氏族是其中两个较大的部落，它们地处当今甘肃、陕西交界的黄土高原，关系融和，彼此通婚。经过数代的繁衍，从中又分化出两个颇具实力的氏族：一个住在姜水之畔（据《水经注·渭水》："岐水又东，经姜氏城南，为姜水"）便以姜为姓，其首领便是炎帝。他年事已高，心怀仁慈，可是大有作为的时期已近尾声。另一个住在姬水之畔（此水现已不详），便以姬为姓，其首领便是黄帝，一个年轻有为、威望很高、正处在兴旺时期的人物。为了争夺领地和对其他部落享有控制权，这一少一老两位先祖，在当今的河

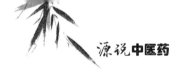

北涿鹿（一说北京的密云）阪泉展开了一场恶战，最后以黄帝取胜、炎帝失败而告终。

神农的降生是其母女登在游华阳时，与神龙梦交而受孕的结果，人身牛首，四月二十六日出生。是继伏羲之后，对中华历史有影响的伟大人物。孔子在《易经·系辞》中，充分肯定并赞扬他的历史功绩：

"庖牺氏没（死亡），神农氏作（兴起），斫（砍）木为耜（犁头），揉（弯曲）木为耒（犁柄），耒耨之利（把种植五谷的好处），以教天下。"创造了木犁来耕地，并从野生植物中选出了五谷，作为种植作物，使先民不再盲目地去采摘野果，乱食根茎。不仅如此，神农还"作陶冶斤斧"（制造陶器，制作斧子）。这是神农的第一大功绩。

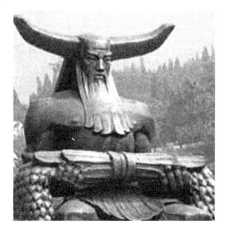
传说中的神农是牛首人身

与伏羲一样，神农也把寻药疗疾放在一个十分重要的地位。《淮南子·修务训》：

"古者民茹草饮水，采树木之实，食蠃（螺）蚌之肉，时多疾病毒伤之害，于是神农乃教民播种五谷……尝百草之滋味，水泉之甘苦，令民知所避就，当此之时，一日而七十毒。"

是药三分毒，这里的"毒"，实际上是指药物的特性。《医学问答》说："夫药本毒药，故神农辨百草谓之尝毒。药之治病，无非以毒拔毒，以毒解毒。"医圣张仲景更有精辟之论："药，谓草、木、虫、鱼、禽、兽之类，以能治病，皆谓之毒。""大凡可避邪安正者，均可称之为毒药。"常言"神农一日而遇七十毒",是说一日之中,竟辨别了七十余种药物的特性。药的特性,用对了可以治病,用错了可以杀人,所以神农尝百草,是一种舍生忘死的高尚行为,也反映了中药学从诞生到完善,凝聚了我们先祖和历代医家们的心血!无怪起步于先秦、成书于东汉、经历数百年之久的第一部本草学著作要冠以"神农"之名——《神农本草经》,除了托古之风的因素之外,恐怕也含有对这位中药学的始祖的一种纪念吧!这便是神农对中医药文化的第二大功绩。

皇甫谧在《帝王世纪》中说,神农"重八卦之数,究八八之体为六十四卦",这是对伏羲八卦思维的一种发展和提高。关于六十四卦的作者,古代主要有伏羲、神农、夏禹、文王等不同观点,这里取神农之说以论之,虽无定论,亦聊备一说。八卦主要取象于自然,而六十四卦既取象于自然,又取象于人事,是古代思维的一大飞跃,其影响是深远的、多元的,且对中医药文化的影响更不可低估。后世许多医家多用六十四卦来论述医理,从哲学的高度,分析死生与疾病。这便是神农对中医药文化的第三大功绩。

关于神农的出生地,史料记载说法颇多。《国语》说神农生于姜水;《定

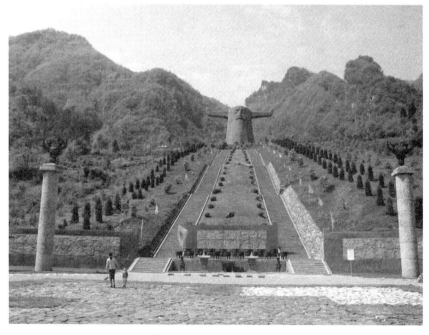

湖北神农架建造的神农纪念碑

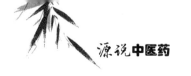
鸡县志》载：姜水流经姜氏城南，又称姜城堡，在陕西宝鸡城南门外的黄土高原上，堡东一里处有一座很大的神农庙，神农遗迹颇多，被认为是炎帝氏族的发祥地。《荆州图记》则载神农生于厉乡，又称烈山，在今湖北随州。山上有神农洞，高三十丈，长二百丈。《史记·补三皇记》："亦曰厉山氏。"《索隐》："郑玄注：'厉山，神农所起。'皇甫谧曰：'今之随（州）之厉乡也'。"此外，《左传》《礼记》中也有类似记载。至于神农究竟起于何处，姑且留给史学家和考古学家们去定夺吧。

三、黄帝构筑了中医药文化的殿堂

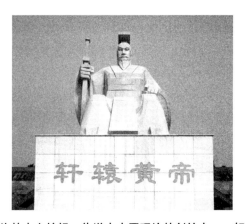

中华民族的人文始祖、传说中中医理论的创始人——轩辕黄帝

"（黄）帝使岐伯，尝味草木，典主（主管）医药，经方、本草、素问之书咸出焉。"（《帝王世纪》）

出自魏晋代皇甫谧之手的这段文字，实际上是根据成书于西汉初年的《黄帝内经》而归纳出来的，真正记述黄帝与医药关系的文字首出《黄帝内经》。而《内经》的作者，才是真正意义上、有文字的历史上的医学圣祖。

"昔在黄帝，生而神灵，弱（幼小）而能言，幼而徇齐（思维敏捷），长（长大后）而敦敏（诚实聪明），成（成年）而登天（做了天子）。乃问于天师：'余闻上古之人春秋（年寿），皆度（超过）百岁，而动作不衰；而今之人年半百，而动作皆衰者，时世（时代）异邪，人将失（指违反养生之道）之邪？'"（《素问·上古天真论》）

"黄帝问曰：'天覆地载，万物悉备，莫贵于人，人以天地之气生（生成），四时之法（变化规律）成（生活），君王众庶（百姓），尽欲全形（健全形体），形之疾病，莫

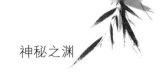

知其情，留淫（存留在体内的邪气）日深，著（附着）于骨髓，心（指黄帝的内心）私虑之。余欲针（用针刺之法）除其疾病，为之奈何？"（《素问·宝命全形记》）

《内经》的作者，把黄帝在创立医药方面的思想、言行写得十分具体细致，使我们读后，对这位老祖宗关爱百姓的健康与疾病的形象如见其人，如闻其声，跃然纸上。其实，黄帝毕竟是传说中的人物，作为传说中的医学始祖是可以的，正像《中国通史》中所说的："古代学者承认黄帝为华族始祖，因而一切文物制度都推原到黄帝。"托言黄帝的目的，以示学有根本。

黄帝，因居轩辕之丘，又称轩辕帝，姓公孙，又因居姬水，改姓姬，是与神农同时代，却比神农年轻的一位原始农业社会的部落首领，"在位百年而崩，年百一十岁"。（《帝王世纪》）

中华民族历来都称自己是"炎黄子孙"，海外华侨回国寻根祭祖，往往要去神农庙和黄帝陵，由此足见炎黄二帝在中国人心中的地位。然而，炎黄二帝相比，黄帝的历史地位似乎更高，历史作用和影响也更大，有关黄帝的文献记载也更多。司马迁写的《史记》开篇便是《五帝本记·第一》首为黄帝立传，于是，黄帝便成了中华五千年文明史的第一帝。

皇甫谧赋予了他一个神奇的出生。他的母亲附宝姑娘，见大电光，与之交感而受孕。可黄帝降生后，已是堂堂正正的人首人形了，不再似伏羲人首蛇身、神农牛首人身了。

作为中国第一部通史的《史记》，把中华五千年文明史的开端定在黄帝身上，是有充分理由的。其他文献中，也有不少相关的记载。

孔子在《周易·系辞》中云：

"神农氏没（同殁），黄帝作（兴起），通其变（通晓事物变化的规律），使民不倦（使百姓不因事物长期不变而感到厌倦），神而化之（让人民不断看到事物的变化），使民宜之（适应这种变化）。"

这里谈到黄帝治理社会，不仅仅着眼于吃、住、劳作，而是上升到了哲学、规律、思想的层次，这是伏羲、神农所不及的。

《周易·系辞》还反映了黄帝的执政理念。

"黄帝垂裳而治，盖取诸'乾''坤'。"（《周易·系辞》）

黄帝以前的先民们，用兽皮、羽毛、树叶来遮体，抵御寒暑。在原始农业社会后期，人们已开始种麻，于是黄帝始制衣裳，上体之服为衣，下体之

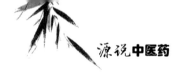

服为裳，一上一下，有如天尊地卑。黄帝用衣裳垂示百姓，天下得到治理，从此有了上下尊卑的等级，这是历史的进步，中华民族从此进入了文明社会。这两方面，司马迁在《五帝本纪·第一》中没有提到，而孔子却早已论及了。

黄帝以武力稳定了当时各个部落相互侵犯、讨伐的混乱局面，使社会安定，从而成为众部落首领所拥戴的"天子"。

"轩辕之时，神农氏衰。诸侯（各个部落的首领）相侵伐，暴虐（残害）百姓。而神农氏弗能征（征讨）。于是，轩辕氏乃习用干戈（多次使用武力）。以征不享（指不进献财物的部落），诸侯咸来宾丛。"最后又平定了最暴的"蚩尤"（九黎部落的首领），"而诸侯咸尊轩辕为天子，代神农氏，是为黄帝。"（《五帝本纪·第一》）

在黄帝时代，已有法制，社会安定，百姓乐业。

"黄帝治天下，而力牧、太山稽辅之，以理日月星辰之治、阴阳之气、四时之度；正律历之数，明上下，等贵贱；使强不得暴寡，人民保命而不夭。岁时熟而不凶，百官正而无私，上下调而无忧，法令明而不暗，辅佐公而不阿。田者不侵畔，渔者不争隈；道不拾遗，市不豫价；城郭不关，邑无盗贼。商旅之人相让以财，狗彘吐菽粟于道路，而无忿争之心。"（《淮南子》）

黄帝在他的老师力牧和太山稽的辅佐下，理顺了日月星辰运行的规律、阴阳之气和四季的变化，考定了音律和历法的道理，明确了君臣上下的关系，区分了高低贵贱的等级，使有权势的人不能欺侮弱寡者，人民保养生命而不早死。每年百谷按时成熟而无灾害，百官正直而无私情，君臣调和没有过错。法令严明而不晦暗，卿士公正而不迎逢。农夫不侵占他人的田界，渔夫不争鱼多的水域。在路上丢了东西，不会被人捡去，市场上也不会随便变动物价。城门不关，城中没有盗贼，商人旅客相互敬让。猪狗在路上吐了菽粟，不会因此而导致争食斗殴。古朴的民风，淳朴的民俗，真是一个礼仪之邦！无怪后代的圣人们对黄帝时代盛赞不已。

黄帝作为中华文明社会的始祖，其功绩远不止于此，他的丰功伟绩还在于深入探索医学，从而成为传说中伟大的中医学的创始人。

这方面的事迹，晋代大医学家葛洪在他的《抱朴子》中，根据传说，有比较完整的记述：

"黄帝生而能言，役使百灵（百神），可谓天授自然之体也，犹复不能端坐而得道。故陟（登上）王屋而受丹经，到鼎湖而飞流珠（飞炼仙丹），登崆峒而问广成（广成子）……适（到）东岱而奉中黄（中黄丈人，古仙人）……论道养（指房中术）则资（询问）玄素二女……著体诊（著诊断身体的书）则受雷岐（雷公、岐伯）……救伤残则缀金冶（金冶子，古医家）之术。"（《抱朴子·极言》）

这其中有许多涉及黄帝学习医学、气功、炼丹、养生、房中、针刺方面的内容：

黄帝曾到王屋山从真人那里接受《九鼎神丹经》。这种丹药，是道家服食延年之药，后来黄帝把它传给玄子（即元君），说合服九鼎神丹可得道。王屋山，在今河南济源县。山有三重，其状如屋。相传为三十六洞天之首。

黄帝在鼎湖炼仙丹。黄帝曾采首山之铜，铸造鼎于荆山之下，并在此飞炼仙丹。后世以此处为鼎湖。

黄帝曾到崆峒山向广成子学道。《庄子·在宥篇》详细记载了此事：黄帝在位为天子，已有十九年，听说广成子（一位精通自然无为之道和气功的圣人）在崆峒山上，便特地去拜访他，并向他请教："我听说先生明达'至道'，请问至道的精粹。我想摄取天地之精华，使五谷丰登，来养育百姓；又想掌握阴阳的变化，来顺应万物，应该怎么办？"

黄帝还到泰山，事奉中黄丈人。中黄丈人是神君，黄帝跟他学习养生，并获得道家养生之书《中黄经》。

黄帝又求助于玄女、素女二位神女，受房中术。《抱朴子·遐览》中有《玄女经》《素女经》之书名。这两本书亦假托黄帝与素女、玄女，并间有采女，在一起讨论房中养生之术。其内容涉及从理论上研究男女性生活与卫生保健、延年益寿的关系，以及有关性交的许多具体方法，形成了比较系统的房中养生文化，成为中医药文化的重要内容之一。

黄帝又与臣子雷公、岐伯一起，研究探讨医学理论，撰写有关诊病的著作。这集中体现在《黄帝内经》一书中。《黄帝内经》由《素问》《灵枢》两书组成。其实，这两部书并不是成书于一个时代，出自一人之手，而是经历了一两个世纪，集中体现了几代优秀医学家的成果。这两部书起著于战国时代，《素问》成书于西汉初年，《灵枢》成书于东汉时期。书的作者才是真正意义上的中医理论创始人。我们虽不知他们的姓名，但要永远记住并宣扬他们的丰功伟绩。

《黄帝内经》的作者们之所以托黄帝之名以传其学，除了受当时"托古"

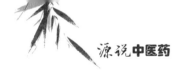

之风的影响之外，也包含了对这位中华第一帝的赞颂。书中的不少篇章是黄帝与岐伯、雷公、少俞、伯高、少师、鬼臾区之间的问答，这说明在战国时代，第一代作者就确定了这种体例。这是体现黄帝与医学关系最早、最系统、最全面的文字记载，比葛洪的《抱朴子》、皇甫谧的《帝王世纪》要早出四五百年，或许与《庄子》记述的黄帝向广成子问道的时代相同。试想，庄子距黄帝时代至少在2500年以上，他所记载的有关黄帝的事，同样具有神话传说的色彩。

在《黄帝内经》中，精通医药的圣人不再如伏羲、神农之时，是"孤圣"；黄帝拥有一支通晓医药的团队，如岐伯、雷公、伯高、俞跗、少师、少俞、鬼臾区等，形成了"众圣"，真实地反映了古代群贤研究医药的历史局面。书中还多处写到黄帝对百姓疾病的关心、对研究医学的重视。

总之，《黄帝内经》完完全全地把黄帝塑造成一位医理精深、关心百姓的大医学家，是他建造了中医药的神圣殿堂。

黄帝为了治疗伤残，又撰写了《金冶子》方术，反映了黄帝对伤科学方面的重视。

在中华历史与中华文化中，黄帝不仅是一位上古时代的圣人，而且是一位伟大的医学家。无论是史书，还是诸子，抑或是《黄帝内经》，对黄帝的记载、描述均来自传说。我们世代自称是黄帝的子孙，把中医称为岐黄之术、岐黄医学，其主要依据就在于此，文献中有神话色彩，传说中也有神话色彩。

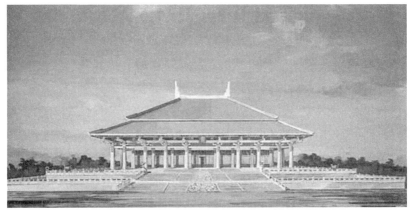

黄帝陵，这座"三皇"中规模最大、历史悠久的陵墓。千百年来，中华民族的世代子孙都永记这位人文始祖的丰功伟绩

　　"三皇"对我国医药的贡献功德无量，在医药领域的地位与作用是不容动摇的。唐代大医学家王冰在《黄帝内经素问序》中充满激情地慨然赞叹："夫释缚脱艰，全真导气，拯黎元于仁寿，济羸劣而获安者，非三圣道，则不能致之矣。"解除疾病的缠绕，摆脱疾病的痛苦，保全真精，疏导元气，拯救百姓达到长寿的境界，济助病弱而获得安康，非伏栖、神农和黄帝三位圣人的学说，是不能达到目的的。

　　考查中国古代神话的历史，盘古诞生，开天辟地之后，便出现了天皇、地皇和人皇，古文献对他们仅有一些简单的记载。之后出现了有巢氏，是他教先民构木为巢，以避群害；继后出现了燧人氏，是他发明了钻木取火，教人熟食，从而结束了茹毛饮血的时代。继这五圣之后，出现在神州大地的便依次为伏羲、女娲、神农和黄帝。在人类发展史上，中华大地的这些祖先，我们永远应该铭记。

医源于巫

　　关于医学起源，学术界有这样几种观点：一是医源于圣人；二是医源于巫；三是医源于动物本能。医源于巫，这一观点在 20 世纪中叶，由于众所知道的历史原因一直受到批判，而特别推崇"医源于劳动"说。

　　医史学家陈邦贤在《中国医学史》中这样说："中国医学的演进，始而巫，继而巫和医混合，再进而巫医分立。以巫术治病，为世界各民族在文化低级时代的普遍现象。"

　　时间是漫长的、空间是多方位的、历史是悠远的、世界是多彩的、事物是复杂的，在探寻医学起源的过程中，我们为什么非要把自己的思路引向一条单行线，去追求那"唯一的""绝对正确的"结论呢？

　　上古时代的巫，是当时很有地位、知识的人士，他们以占卜术而成为权威，部落首领的许多（包括军事、政治、应对天灾、人祸等）决策，都最后由巫以占卜方式最后定夺。巫，小篆，像两个人对舞，即民间所谓"跳大神"。他们也都掌握一定的医术，操药物以疗疾，用祝由以从事心理治疗，比原始人类的本能医疗活动已有了很大的进步。甲骨文中，有不少论医的卜辞，全是巫师撰写的贞占疾病的条文。巫的职能是多方面的：咨政，是军师；咨

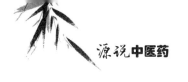

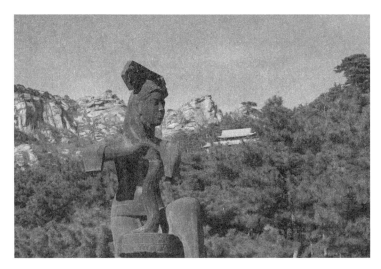

建于大山深处的女巫塑像

灾祸，是法师；咨疾病，是医师。传说上古有位苗父，他便是祝由治病法的创立者。还有一位神巫，叫巫咸，亦精医。一说是唐尧时人。《山海经·大荒西经》中记载：大荒之中有一座灵山，巫咸、巫即、巫盼、巫彭、巫姑、巫真、巫礼、巫抵、巫罗、巫谢等十几位巫师，都从灵山上天或下地，灵山上长着各种药草。晋代郭璞在《巫咸山赋》中说："盖巫咸者，实以鸿术（高明的医术）为帝尧医。"一说为殷商时期的巫医，能祝延人之福，愈人之病。还有一位与巫咸同时代的巫师，也是传说中的神医，叫巫彭。《山海经·海内西经》云："开明东有巫彭、巫抵、巫阳、巫履、巫凡、巫相，夹窫窳（兽名）之尸，皆操不死之药以距之。"郭璞注："皆神医也。"《吕氏春秋·勿躬》说："巫彭作医。"《说文》中也有"巫彭初作医"的记载。巫彭与他的同道们采"不死之药"，即是有关养生长寿的一类药物。

就拿"醫"（简体为医）字来说，这个字不是甲骨文，最早在先秦的许多典籍中就已出现，如《礼记·曲礼》："医不三世，不服其药。"（作为一名医生，如果不读《黄帝针灸》《神农本草》《素女脉诀》这"三世之书"，就不能服用他开的药）《周礼·天官》有"医师"章，注："医师，众医之长。"疏："掌医之政令，聚毒药以供医事。"汉代许慎第一次将该字收进我国第一部字典《说文解字》中。在《康熙字典》中还引《集韵》（宋代丁度等撰）

的资料，记载了"醫"字的异体字"毉"。

至于"醫"或"毉"，究竟起源于何时，确切的时间，至今无从考证。

两千多年来，许多文字学家和医学家，对"医"字进行了大量的探讨与研究，可惜至今没有得出一个满意的结论。

东汉许慎在《说文解字》中说："醫，治病工也。"然后将"醫"字分为"殹"与"酉"两个部分，分别进行分析。

对"殹"，许慎认为："殹"是"恶姿也"，即是人在患病时的一种姿态。许慎又引前赵时代王育的另一说法："殹，病声"，即人患病时发出的呻吟。"殹"究竟是"恶姿"，还是"病声"，许慎两执其说，并无定论。

对"酉"，许慎认为："医之性然，得酒而使，故以酉。"许慎在《说文解字》中解"酉"字时说："酉，就也。八月黍成，可为醇酒（以酒洒地而祭）。"许慎同时引用前赵时代王育的解释："酒所以治病也。"

总之，许慎认为，"醫"字的含义是人患了病，或是病态而卧，或是痛苦呻吟，医生用酒来治疗。

根据《说文解字》中的"医""殳""酉"三字的解释，再来看"醫"字的含义。

"医"是"醫"的第一组成部分。"医，盛弓弩矢器也。从匚、从矢。《国语》：'兵不解医'"。"盛"字，在清代文字学家段玉裁的《＜说文解字＞注》一书中，改成了"臧"字。"臧"为"藏"之古字，作"隐藏""隐蔽"讲，其引申义为"遮挡"。这样一来，意思就明确了：医，不是装弓弩矢的袋子，而是遮挡弓弩矢的器物，如"盾"之类。再看"医"的构成，从矢、从匚，会意字。"矢"本指箭头，由于其锐利之象，可代指砭石或金针，泛指针刺之具。"匚"，古"方"字，本作"囗"，象四方形，后以"囗"代"包围"之"围"，省去右边一竖而成"匚"。段玉裁在解"匚"字时说："'匚者，榘（矩）也。'是取规矩之意，"匠""医"二字从之。矩，木匠所用之矩尺，画方之具，与"规"连用。古人取"无规矩不成方圆"之意。将"矢"与"匚"合而言之，"医"的含义即是医生用针刺治病时，只有严格遵守规矩，方可取得良好的疗效。《说文解字》在解"醫"的含义时，用"治病工也"释之，即由此而来。醫，是用砭石、金针疗疾治病之工，与匠是持斧斤斫木制器之工义同。所以古医籍中将医生分为良工、粗工、谬工、庸工，

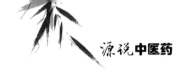

或泛称为医工，似可为证。

"殳"是"醫"的第二个组成部分。《说文解字》中说："殳，以杸（军中士兵所持的一种兵器，即殳）殊（杀死）人也。《礼》：'殳以积竹八觚（棱形），长丈二尺，建（树）于兵车，车旅贲（奔跑）以先驱。'"也就是说，殳是一丈二尺长的八棱竹制兵器，用来撞击敌人。于是有人认为，"殳"有象以兵器驱赶敌人一样来驱赶病魔的意思，此为一说。（傅维康《"医"字考略》）

也有人提出"殳"实际上是按摩的"摩"字的假借字。在甲骨文中没有这个字，楷书本为旻，讹变为"殳"或"叉"。《说文解字》说"旻，入水有所取也。从又，在'囘'下。'囘'古文回。回，渊水（回旋之水）也。读若'沫'。""旻"，像手伸进水中摸物之形，实际上不作"渊水"讲，而是"摸"的古字。近人李鼎超在《陇右方言》中解此字时说："今谓探取鱼曰'旻鱼儿'，俗书'摸'。"其释甚确。"摸"，有"抚摩""按摩"之义，在"醫"字中表示按摩疗法。（吴正中《医字考释》）

"酉"是"醫"字的第三组成部分，在《说文解字》对"醫"字结构中的"酉"解释，许慎只说："医之性然，得酒而使，从酉。"段玉裁在此句下注释说："谓医工之性多如是……以医者多爱酒也。"许慎之说与段注均不够贴切，倒是许慎引王育之解"酒所以治病也"，其义来得明确。"酉"，甲骨文为"酉"，像一种酒器之形，是"酒"字的初文。当"酉"字被借用为"十二地支"中的"酉"字之后，才在"酉"字旁加"氵"作为形符而造"酒"字。"酒"是可以用来治病的，它有活血祛风、通经活络、除痹止痛之功效。《素问》中就有《汤液醪醴论》，汤液醪醴，均属酒类，用五谷制成，其中味淡轻清者叫汤液，味厚黏稠者叫醪醴，古人常用它们来治疗疾病。所以岐伯说："自古圣人之作汤液者，以为备耳。"

"醫"字中，反映了当时的古人在治疗的手段上是多种多样的，有针石、有按摩、有汤液醪醴等，"医""殳""酉"三字有机地结合在一起，构成"醫"字，真是独具匠心，也可以说从文化的角度，真实地反映了中医学造福人类的思想。

清代医家张路玉在《张氏医通》中也曾对"醫"字进行过解释，他认为"殹"是表示用篋藏置"矢"和"殳"，如同用兵器攻击敌军一样，攻治疾

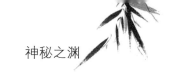

病。这是一种"推理"式的解释，缺乏严密的分析论证。

1935年《医界春秋》第97期，陈无咎（民国名医，1938年任上海中医专科学校校长）撰《解墨明医论》一文，对"醫"字解道："'匚'，即按蹻也。'匚'何以俸已，因'匚'之制，必左右有二，正负同模，可以分用，可以合藏，故金文'匚'或作'匸'、作'刁'、作'凵'，皆象其形，是为揆度，并引《墨经》说："治病，匚也。"

1984年7月31日《健康报》载《庆祝建国三十五周年振兴中医读书知识竞赛试题答案》："'醫'字之义，若按会意解：从'匚'，表示按蹻；从'矢'，表示砭石；从'殳'，表示针灸；从'酉'，表示酒（汤剂）。"缺少具体有据的分析。

至于"醫"的异体字"毉"，虽无法辨明谁先产生、谁后产生，但"毉"的历史也很久了。在战国《管子·权修篇》中有"上持龟筮，好用巫毉"之句，在汉代扬雄《太玄经四·常》中有"疾其疾，能自毉也"之句。从这两个字中，可以看出上古时代"巫祝"与"医师"是不分的。《说文解字》"医"字条下，许慎又说："古者巫彭初作医。"是讲巫彭是古代最早的"治病工"，而历史并不一定如此。传说他"操不死之药"，是位神巫医，所以，"醫""毉"这两个字的出现绝不是偶然的，是有着深刻的历史文化原因的，反映了古代人对医起源的不同观点。然而，在历史的演进中，人们选择了"醫"字，历史保留了"醫"字，而淘汰了"毉"字。尽管现在世界上的一些地区巫医还存在，但是医与巫的职能早在2000多年以前就分开了。至今在少数民族地区仍可以看到医巫同源现象。

甲骨医药

甲骨文是中华古文化的瑰宝，是人类文字的奇珍。它诞生于商代的后期，始于盘庚迁殷，止于商纣灭亡，有3100多年的历史。殷商王室的统治者，在行事之前常常让巫师用龟甲兽骨占卜吉凶，以后又在甲骨上刻记所占到的事项、事后应验的卜辞或有关事件的文字。

甲骨文，其想象之丰富、立意之奇巧、构思之新颖、结构之完美，古今绝伦，举世无双，它充分反映了我们祖先的聪明智慧！

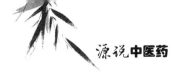
　　谁能想象,这样奇特的国宝,竟然在地下沉睡了3000多年,直到19世纪末才得见天日,这又给甲骨文增添了更多的神秘色彩。它的现身,在学术界不乏高见。

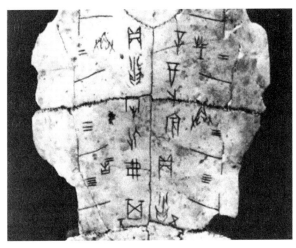

立意奇巧,构思新颖,古今绝伦,举世无双,这就是产生于3000多年前的甲骨文

——无人识甲骨文之"庐山真面目"而被毁掉

　　胡厚宣先生说:甲骨文在地下埋藏了很长的时间,"后来因为封建社会喜欢厚葬,随着盗墓之风渐渐盛行起来,因而翻动了埋藏着的甲骨文字。也许在战国时代,也许在汉朝,或者宋朝,当有大批的甲骨被掘出,但是因为没有人认识,随着就又把它毁弃了,这样又经过一个很长的时期,不知毁掉了多少宝贵的史料。"(《五十年甲骨学论著目·序言》)

——误将甲骨文片当作"龙骨"被世人吃掉

　　我国第一部药典《神农本草经》里就记载了"龙骨"一药。而许多甲骨文片,由于世人不识,而误作"龙骨"入药。在历史上,有的人一生或连续几代,均以卖"龙骨"为业。这种行为究竟始于哪朝,至今尚无确论,但据刘征先生推算,姑且从唐代算起,假如"一年吃它一千片吧,一千多年就是一百多万片。多少古史的珍贵资料就在药鼎的蒸腾中化为乌有!"(刘征《有感于吃甲骨文》,《光明日报》1983年9月24日)此类愚行,一直延续到清朝末年(1899年),直到甲骨文被世人认识后方止。

——1880年前后,河南安阳小屯发现了甲骨文

　　著名甲骨文家罗振常,在1911年写的《洹洛访古游记》中写道:"此地

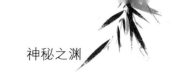

（指小屯）埋藏龟骨，前 30 余年已发现，不自今日始也。"在清光绪年间，安阳地区每年春、秋两季都要举办庙会，小屯农民除了带去农副产品之外，还将耕地时翻耕出来的一些甲骨当作"龙骨"，捣成粉末，当治病疗伤的"刀伤药"在庙会上卖。然而小屯农民卖给中药店的"龙骨"都是有字的，药店要刮去字才能入药。

——1899 年，清代国子监的王懿荣慧眼识国宝，成为中国历史上第一位发现、收藏和辨认甲骨文的专家

说起甲骨文的被发现，在民间流传着这样一个故事：说是 1899 年，在京为官的王懿荣因为生病，从宣武门外菜市口的达仁堂抓了几剂中药，其中有一味"龙骨"。王懿荣亦通医药，在查看药物时发现"龙骨"上刻有文字，惊奇异常，于是便把药店所有带字的"龙骨"均以高价买下，经反复研究，认定这些是商代的甲骨文。然而，此仅为传说而已。据了解，在光绪年间，北京菜市口并没有什么"达仁堂"药店，而且按抓药的规矩，凡入药的"龙骨"均由药工捣碎，根本不会保留块状，即使是甲骨文，字亦不存。

那么，王懿荣究竟是如何发现甲骨文的呢？自 1880 年前后，甲骨文便不断出土，一些商人将它当古董出售。清末，山东潍县古董商范寿轩、范维卿、赵执斋等人，经常往来于京津等地出售甲骨，活跃于官府豪绅之间。据戴家祥《甲骨文的发现及其学术意义》一文记载，范维卿从王懿荣的老师陈介祺（为山东维县人）那里获悉，王是一位金石鉴赏家，于是便于 1899 年秋，携带一些甲骨文赴京找他。经研究考订之后，王大喜过望，辨识出这是稀世奇宝——殷商时代的甲骨卜辞。于是王懿荣便从范维卿手中购得甲骨文 12 片。不久，王又从范那买了 800～900 片，其中有全甲 1 块，上刻 52 字。随后，赵执斋也拿去数百片甲骨，王懿荣以"百余金"全部买下。就这样，王懿荣先后收藏甲骨文共 1500 余片。（马如森《殷墟甲骨文引论》）

关于已存世的甲骨文片数量，据 1994 年的统计，自 1899～1994 年的 85年中，由国内外公私收藏的共计 154604 片。胡厚宣先生在《殷墟甲骨引论·序》中，有一个较为详细的统计：

在国内的 99 个机关单位、47 个私人收藏家，共收藏甲骨 97611 片；在台湾和香港，有 9 个机关单位、3 个私人收藏家，共收藏甲骨 30293 片；在国外有 12 个国家和私人，共收藏甲骨 26700 片。

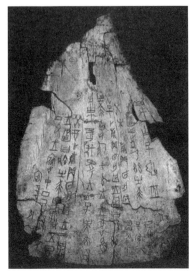
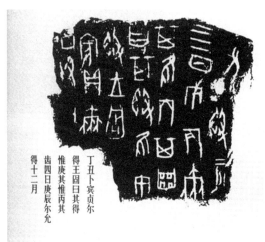

丁丑卜宾贞尔
得王固曰其得
惟庚其惟丙其
齿四日庚辰尔允
得十二月

中华文明的瑰宝，世界文化的奇珍——甲骨文

关于甲骨文字的数量，于省吾先生在《甲骨文字释林·序》中说道："截至目前，已发现的甲骨文字，其不重复者总数为 4500 个左右，其中已被确认的字还不到三分之一。"王宇信先生在《甲骨学通论》（1989 年 6 月出版）中指出："在五千个单字中，目前无争议的可识字仅有一千多个。"准确的数字是 1056 个，其中 1051 个见于《说文解字》。

在已确认的一千多个甲骨文字中，有许多字与中医药文化有着密切的联系，它们忠实记录和客观反映了殷商时代的医药情况，是中医药文化的重要组成部分和宝贵资料。

▲表示人体部位的甲骨文

从甲骨文中记载人体部位的文字来看，殷商时代对人体构造的认识已经比较系统、完整，从而为中医学的发展奠定了基础。卜辞提到人体的各部位时，大多是因为这些部位有了疾病。

天。本义为人的头顶。上从"口"或"〇"，象人头之顶部；下从大，象正面人形。《说文》；"天，颠也。"

元。本义为人之头。象侧面人形，突出头部。《说文》："元，始也。"

首。本义为头。象头之侧面形。《说文》："首，同古文**百**也。巛象

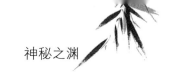

发，谓之鬒。"

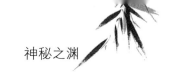 页。本义为头。象一跪坐之人形，构形突出其头部。《说文》："页，头也。"

矢。本义为倾头。象人头倾侧之形。《说文》："矢，倾头也。"

面。本义为脸。从目，从口。目外之口，表示脸的部位之所在。《说文》："面，颜前也。从百，象人面形。"

目。本义为眼睛。象人目之形。《说文》："目，人眼，象形，重童手也。"

眉。本义为眼眉。象目上有眉毛形。《说文》："眉，目上毛也。从目，象眉之形。"

耳。本义为耳朵。象人耳之形。《说文》："耳，主听也。象形。"

自（鼻）。本义为鼻子。像人鼻之形。《说文》："自，鼻也。象鼻形。"由鼻子引申为表自己。

口。本义为人的口。象人口之形。《说文》："口，人所以言食也。象形。"

齿。本义为人齿。象口齿之形。

舌。本义为舌。象口中之舌伸出并有口液状。《说文》："舌，在口所以言也。别味也。"

次，古"涎"字。本义为人口出液。《说文》："次，不前不精也。"

而（须）。本义为颐下毛。《说文》："而，颊毛也。象毛形。"段玉裁注："颊毛者，须部所谓髯，须之类耳。"

月。本义为胡须。象人的胡须形。《说文》："月，毛月月也。象形。"

亢（颈）。本义为人颈。象人形，突出其头颈。《说文》："亢，人颈也……象颈脉形。"

项。本义为后颈部。象颈后之形。《说文》："项，颈后也。"

亦，古"腋"字。本义是人的腋窝。"八"表示腋窝部位之所在。《说文》："亦，人之臂亦（腋）也。"

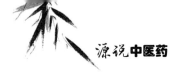

又。本义为右手。象侧视右手之形。《说文》："又，手也。象形。三指者，手之列，多略不过三也。"

右。本义为右手。象侧视右手之形。《说文》："右，助也。"此说非本义。

左。本义为左手。象侧视左手之形。《说文》："左，手也，象形。"

叉。本义为手指甲。"ϡ"表示手指甲。《说文》："叉，手足甲也。"

厷。本义为肱腕。左右无别，"ʒ"或"ϟ"象整条手臂之形，"ʊ"或"∩"表示手臂上端弯曲的部位。《说文》："厷，臂上也。"

肘。本义为手腕。象肘形。《说文》："肘，臂节也。从肉从寸。寸，手寸口也。"

要（腰）。本义为腰。象女子自臼其要之形。《说文》："要，身中也。象人要自臼之形。"

腹。本义人的腹部。象有身（孕）者腹部隆然坟起。《说文》："腹，厚也。"此说非本义。

身。本义人身。象人身之形。《说文》："身，躳（躬）也。象人之身。"

且。按正规对甲骨文的解释，"且"（自）象宗庙形。高鸿缙释："字本义为宗庙，只象祖庙之形，上象庙宇，左右两墙，中二横为楣限，下则地基也。"（《说文解字注》704页）由于"且"之甲骨文又颇似男性生殖器，且出土的汉代"铜且"实物，即是男子阳具，故有些研究性文化的学者认为，"且"表示男性生殖器。

姃。女性生殖器之象，乃"姃"的初字，郭沫若释为"女阴"。

尻。本义指肛门及其附近。象人身之尻部。

足。本义为脚。象人足之形。《说文》："足，人之足也。"

止，古趾字。本义为人的脚。象脚有趾和掌之形。

▲表示人体内部构造的甲骨文

冎。本义为骨架。象骨架相支撑之形。《说文》："冎，剔人肉，置其骨也。象形。"

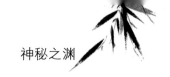

骨。本义为肩胛骨。象肩胛骨之形。《说文》："骨，肉之覈也。"

肉。本义为肉。象肉块形。《说文》："肉，裁（大块肉）肉也。象形。"

心。本义为心。象心之形。《说文》："人心土藏在身之中，象形。"

血。本义指血（包括人与牺牲之血）。象血在器皿中之形。《说文》："血，祭所荐牲血也。"

▲表示人从生到死全部过程的甲骨文

勹。本义为孕。象胎儿在腹中之形。《说文》："勹，覆也。勹覆人。"

孕。本义为怀孕。象一孕妇怀子之形。《说文》："孕，裹子也。"

妊。本义为妊孕。构形不详。《说文》："妊，孕也。"

育。本义为生育。从母、从子，象一妇女生子之形。

毓。同"育"。

后。本义为生子。从女、从子、从点，象一女子生子时有水液之形。

冥。此字诸说较多。郭沫若释为娩。娩同娩。卜辞中用作娩。

已。本义为子。象小儿形。

子。本义为小孩。象小儿头形。《说文》："子，十一月阳气动，万物滋人以为偁（称扬），象形。"《《《，象小儿头发。

儿。本义为小儿。象小儿头颅未合之形。《说文》"儿，孺子也，从儿，象小儿头囟未合。"

母。本义为母。从女、或从乳，象母亲乳子之形。《说文》："母，牧也。从女，象怀子形。一曰，象乳子也。"

乳。本义为哺乳。象女（母）突出的乳房，小儿张开嘴吮乳汁之形。《说文》："人及鸟生子曰乳。"此非本义。

保。本义为背小孩。象一人背小儿之形。《说文》："保，养也。"

生。本义为丰盛。象草从地下生长出来之形。甲骨文中有"活""生长"的抽象含义。可见当时人们的思维能力已经发展到较高的水平。

夫。本义为成人。象一成人发上别一簪形。束发者，为"夫"。《说文》："夫，丈夫也。"

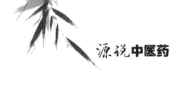

老。本义为老人。象人老佝背之形。《说文》："老，考也。七十曰老，从人、毛、匕，言须发变白也。"

考。本义为老人。字形同"老"字解。《说文》："考，老也。"

死。本义为人死。从骨、从侧视跪拜之人形。骨示死人之骨。象人跪拜于朽骨之旁。《说文》："死，澌也。人所离也。"

𣨮。本义为死亡。象人在棺椁之中。

▲表示生活、饮食、休息的甲骨文

盥。本义为洗手。象手在皿中洗涤形。《说文》："盥，洗手也。"

食。本义为吃。"𠁁"象盛食物的器具，"亼"象口字变形。食象口吃食物之形。

饔。本义为供食。象双手从器皿中取食之形。

饗。本义为餐食。象两人相对进食之形。

即。本义为将就食。象人在食器前即将进食之形。《说文》："即，即食也。"

既。本义为食竟。象人在食器前吃完转过头去，以示食毕。

孝。本义为孝顺。从"老"字之省，从子，象小子侍奉老人之形。《说文》："孝，善事父母者。"

夷。本义为人高坐。象屈曲之人体。李孝定释："古文夷祇弓作，象人高坐之形，与席地而坐者异，盖东夷之人其坐如此。"《说文》："夷，平也……东方之人也。"

寐。本义为夜眠。从宀、从木、从女，或从人，象一人在室内卧睡。《说文》："寐，卧也。"

寝。本义为寝睡。从宀、从�。古人日入而息，归屋以寝。《说文》："寝，卧也。"

宿。本义为人住宿的处所。象人在屋内卧于席上之形，以示卧息。《说文》："宿，止也。"

▲表示家庭的甲骨文

家。古猪舍与房屋相似，借用为人所居之处。象猪居于圈中之形。《说文》："家，居也。"

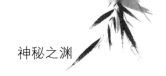

室。象箭存放在房子里，借用为居室之室。《说文》："室，实也……至所止也。"

宫。本义为居宅。象房屋套间形。《说文》："宫，室也。"

安。本义为安全、安适。象一女子在室内安适跪坐之形。《说文》："安，静也。"

父。父为斧的初文。本义为斧。借用作父亲之"父"。象手持石斧之形。《说文》："父，矩也。家长率教者，从又举杖。"

母。本义为母。象一能哺乳的女人形。《说文》："母，牧也。从女，象乳子也。"

妻。本义为配偶。到后代有妻子之义，当从配偶义引申而来。字形构造不详。《说文》："妻，妇与夫齐者也。"

妇。本义为男子之妻。象女持帚洒扫之形。《说文》："妇，服也。从女持帚洒扫也。"

妾。本义为妻外之配偶。象一跪坐之女子头上有发饰之形。《说文》："妾，有罪女子给事之得，接于君者。"

儿。本义为小儿。象小儿头颅未合之形。《说文》："儿，孺子也。"

▲表示思维、情志、动作、表情的甲骨文

疑。本义为疑虑。象一个人拄杖行走于道路（卜）而回头顾望，有所疑虑，难以决断之形。《说文》："疑，惑也。"

宁。本义为安宁。表示有屋、有饮食器物，所以人安。甲骨文的宁字不从"心"。《说文》："宁，安也。"

邮。本义为忧。象器皿中无食，所以人忧。

喜。本义为鼓，后通作喜。《说文》："喜，乐也。"

哭。本义为哀声。象一人撇踊（举臂跳脚）而呼号之形。《说文》："哭，哀声也。"

呼。本义为呼叫。象声音传出的音波之形。《说文》："呼，召也。"

罘 。本义为涕（泪）。象眼睛流出泪水之形。

相。本义为观察。目在树上，以示在高处观察之形。《说文》："相，省视也。"

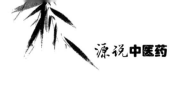

省。本义为省察。象省察时，目光四射之形。《说文》："省，视也。"

舉。本义为惊察。象一人突出其二目形，二目以示表明左右观察。《说文》："舉，举目惊舉然也。"

见。本义为目视。象人凸出的眼睛。《说义》："见，视也。"

望。本义为张望。象一人登高举目张望之形。

监。本义为俯视。象一人跪坐于装满水的器皿之前，俯视照面之形。《说文》："监，临下也。"

梦。本义为人做梦。象一人卧床，首、手、足在梦中舞之状。《说文》："梦，寐而有觉也。"

聏（闻）。本义为听声音。象人坐着以手掩口耸耳而听之形。《说文》："闻，知闻也。"

即古圣字。本义为听闻。象人有所听闻之形。

壬。本义为希求、企求。象人伫立土丘之上，有所企求之形。

休。本义为休息。象人依树而休息之形。

欠。本义为人口出气。象一跪坐之人张口出气之形。《说文》："欠，张口气悟也。"

次。本义为人口出液。象一人张口，口液外出之形。《说文》："次，不前不精也。"

▲表示各类疾病的甲骨文

疒。本义为生病。像人躺在床（🛏）上出汗之形，表示患了病，为疾病之"疾"的早期形态。《说文》："疒，倚也，人有疾病，象依箸之形。"卜辞："王疒齿。"（商王生了牙病。）

疾。本义为兵器造成的伤病。后兵伤义废，用作疾病之疾的通称。象人腋下箸矢之形。《说文》："疾，病也。"卜辞："又（即有）疾。"

疛，即后代的"疛"字。本义为腹疾。象人卧于床上以手抚摸腹部或胸部，以表示这两个部位有病痛。《说文》："疛，颤也"；"疛，小腹痛。"卜辞："帚好（即妇好，人名）疛。"（妇好腹痛）

蛊。本义为腹中寄生虫。象将虫集聚在器皿中就能产生蛊毒。《说文》："蛊，腹中虫也。"卜辞："有疒齿，惟蛊疟？不惟蛊疟？"

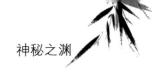

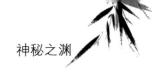　龋。本义为龋齿。象蛀牙之形。《说文》："龋，齿蠹也。"卜辞："勿于甲御妇妫龋？"妇妫，王妃，御祭的对象。

在甲骨文中，正式的病名并不多，而要表示人体某个部位有病痛，一般在前面加一个"疒"（音床）字，如：

疒首、疒天（即头顶）、疒眩、疒身、疒心、疒骨、疒软、疒臀、疒肘、疒疋（足部）、疒趾、疒肱、疒膝、疒耳、疒自（鼻）、疒言（说话困难）、疒口、疒舌、疒齿、疒目等等。

除此之外，偶尔也用"不安"来表示身体不适，如"王腹不安。"（商王的腹部不舒服。）

由此可见，在商代，人们（包括医生）对于人体的不适和所患的疾病，在认识上还十分笼统，分类并不细致，在治疗方法上也不像神话传说中所说的那样繁多，更不如以后的医学典籍中所记载的那样丰富多样。其特点表现在两个方面。

一是商代表示疾病的概念，基本上只有一个"疾"字，它几乎包括了后代医学所说的各种急、慢性疾病，范围非常广泛，概念也很抽象，从语言文字学的角度，真实而又客观地反映了当时对疾病的认识水平还不很高。

二是卜辞中记载某个部位患了病，是用"疒首""疒目""疒心"等词语表达，即"病了头""病了目""病了心"，生病的部位是宾语；现代汉语一般则说"头有病""眼生病""心有病"，生病的部位是主语。这说明在表达方式上商代与现代（严格说与秦汉）是不相同的。

从与医有关的甲骨文字中，人们在赞叹这些文字的发明者的聪明才智的同时，也可以一睹商代医学的概况，领悟医学文化的原始风貌，这不仅是对历史的回顾、对医学的探源，也是对文化的品位。

中国文字有着丰富的生活、历史和文化内涵，甲骨文更是如此。从中国文字，特别是甲骨文中，我们可以窥知殷商先民们的生活情景、历史状况和文化氛围；甲骨文字中，都凝聚着先祖对生活和事物的观察理解、综合归纳和奇巧构思的超凡智慧。大而言之，中国文字是中华文明、世界文化的瑰宝；中而言之，甲骨文是中医药文化的奇珍，我们可以从中获得丰富的知识，感受文明的印迹，品味甘美的旨趣。

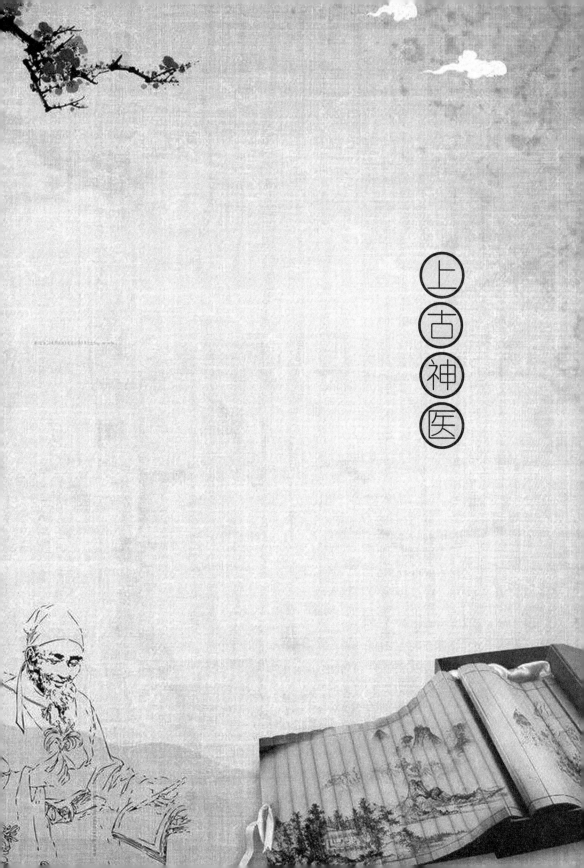

上古神医

所谓"上古"，是从伏羲时算起，距今8000多年，是新石器时代的晚期；"先秦"，则是指秦统一中国以前，即公元前220年，共7680年左右的时间。在这样一个漫长的包括原始游牧社会、原始农业社会、奴隶社会与封建社会初期的漫长历史进程中，从神话传说，到文史资料，为我们提供了一个人物众多、事迹神奇、医术高超的医阵图，这是中华文化、中医药文化史中最可宝贵的财富。

　　中医药的发展历史中，除伏羲、神农、黄帝这样的圣人、明哲之外，还传说着有一批神医，有的还可看出其师承授受的关系，这实际上反映了中医队伍形成的历史。尽管在他们身上蒙着一层神秘的色彩，其中还有巫，但这真实体现了巫医同源的情况和医生形成群体的历史。正是这些上古的巫与医，推动着中医药的发展，又促使巫医从结合而走向分离，而那些有作为、有贡献的医生，成为中医药文化史上名垂青史的人物。

传说医阵

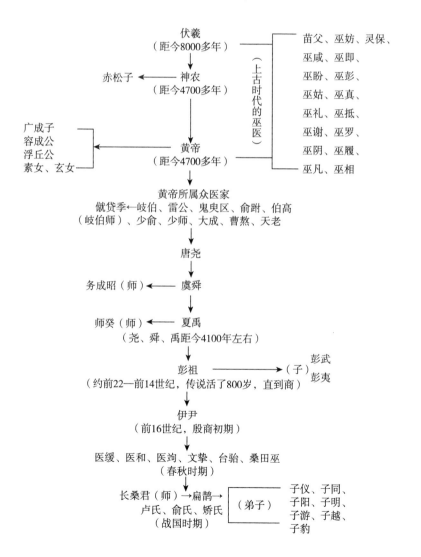

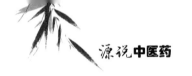

名医群体

在历史的长河中，从上古至先秦，医林神圣，名家高手，何止万千！这些留下姓名的人物，仅仅是其中的代表而已。

苗父

苗父传说是中上古神医，祝由治病法的创立者。汉代刘向《说苑·辨物》中载："吾闻上古之为医者曰苗父。苗父之为医也，以菅（草名）为席，以刍为狗（用稻草扎成草狗），北面而祝（祈祷），发十言耳。诸扶而来者，辇（乘车）而来者，皆平复（痊愈）如故。"祝由，古人以符咒治病的一种方式，古代十三科之一。《素问·移精变气论》："黄帝问曰：余闻古之治病，惟移精变气，可祝由而已。"注："祝说病由，不劳针石而已。"《祝由十三科自序》："有疾病者，对天祝告其由，故名曰祝由科。"在医巫并存的上古时代，利用祝由的方式来治病，除了含有一定的迷信成分之外，医者根据病人的客观表现，分析病情，对天（实际是对患者）祝说病之由来，用以改变病人的精神状态，这是中医最早的心理治疗。

赤松子

赤松子传说为神农的老师，曾为雨师，服水玉以教神农"火功"，能入火不焚，入水不溺。至昆仑山，常出入西王母石室，随风雨上下（《列仙传》）。他还与仙人王乔一起，吹嘘呼吸，吐故纳新；遗行去智，抱素返真；以游无涉，上通云天（《淮南子·齐俗》）。

容成公

传说为黄帝之师，是房中术的开创者，能善"辅导之事"（即房中养生术）。"取精于玄牝（指衍生万物的本源），其要（要领）谷神（指腹中的元神）不死，发白复黑，齿落复生"，一直活了200多岁（见《列仙传》）。他又是一位精通阴阳与气功的大师。马王堆出土的《简书·十问》中有"黄帝问于容成"的一段，容成公把气功、房中术与日月运行、气候变化联系起来，认为人要想长寿，就得顺应天地阴阳变化的规律，最重要的是治气，坚持气功导引，讲究呼吸吐纳，要根据四季气候变化和一天之内早晚昼夜的不同情况，行气聚精，

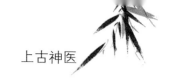

起居饮食要调养适体，如此方能使人身强体健，精力旺盛。《汉书·艺文志·阴阳家》有《容成子》14 篇，方技房中有《容成阴道》（阴道，即房中术）26 卷，《抱朴子·遐览》有《容成经》，均系后人假托之作。

大成

传说为黄帝臣。精通饮食与人身心健康与性生活的关系。在《简书·十问》中，他曾对黄帝传授饮食之道，尺蠖吃绿叶的方法是与阴阳变化息息相通的，吃了青色就变成青色，吃了黄色就变成黄色，人也如此。为了使容颜美丽有光彩，要经常服食滋阴药物或补品，再用柏实佐助，多饮牛羊乳，或用动物的阴茎睾丸煮汤，以延缓衰老，恢复健壮。如果常食飞鸟、雀卵和打鸣的公鸡会有益于性功能的恢复。这是古代房中食补的经验总结。

曹熬

传说为黄帝之臣。在《简书·十问》中，他和黄帝探讨了房中补益之道，着重讨论了怎样巩固精关，做到交接而不泻精，"虚者可使充盈，壮者可使久荣，老者可使长安"。提出了交合中坚守精室 9 种情况对人的补益之功，成为古代房中文化的重要组成部分。

《汉书·艺文志·方技》载："太古有岐伯、俞跗。"汉代张仲景在《伤寒论自序》中写道：上古有"黄帝、岐伯、伯高、雷公、少俞、少师、仲文。"魏晋皇甫谧在《甲乙经序》中也写道："黄帝咨访岐伯、伯高、少俞之徒，内考五脏六腑，外综经络血气色候，参之天地（用自然界变化的规律来验证它们），验之人物（用人体与万物来检验它们），本性命（根据生命的规律），穷神极变（深入研究人体神奇的生理现象和病理变化），而针道（针刺学说）生焉。其论至妙，雷公受业（从师学习），传之于后。"明代张介宾在《类经序》中说："盖自轩辕帝同岐伯、鬼臾区等六臣互相讨论，发明（阐明）至理（精微的医理），以遗教（传播）后世。"这些关于黄帝时代名医群体的记述，是古代医学文献中较早的文字，而其根据却是来自《黄帝内经》。《黄帝内经》的作者们隐去了自己的姓名，埋没了自己在中医理论上的建树，把垂名与功劳都给予了黄帝和他属下的名医群，这体现了中医药文化的精髓：不计名利，无私奉献！这是医学先祖们垂范后世的美德。

文献史料中对于黄帝属下名医群的记载，文字不多，弥足珍贵，大量的

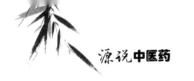

文字还是在《黄帝内经》中。

僦贷季

传说中黄帝时期的名医。据《素问》等书记载，他是岐伯的祖师，善于通过察色和诊脉来治疗疾病。

岐伯

传说为黄帝之臣，上古大医学家，黄帝曾与他论医，尊他为天师。岐伯见高识广，医道颇深，修养极高，论述精深。黄帝曾派他尝百草、辨药性，掌管并主持诊病，在长期从事医疗实践、积累丰富经验的基础上，经方、《素问》之书咸出。《素问》和《灵枢》几乎全部是以他的口气来论述，涉及天文、地理、人事、民俗、医理、经络、针刺、生理、病因、病证、治则、养生等等，黄帝有问，岐伯必答，答则高论迭出，无懈可击。因此，在医学史上，岐伯与黄帝齐名。《黄帝内经》主要是托黄帝、岐伯之名来论医，故中医学又称岐黄学、岐黄之术、岐黄家言等。岐伯亦成为中医学的创始人之一，千百年来，为人们所崇敬。

雷公

传说为黄帝之臣，上古医药学家，是仅次于岐伯的一位人物。他善医术，精针道，受黄帝之亲传，播医道于后世。《素问》中，有数篇如《著至教论》《示从容论》《徵四失论》《方盛衰论》《解精微论》，《灵枢》中也有数篇如《禁服》《五色》《官能》等，均是以雷公请教黄帝的形式，由黄帝向雷公传授医道的，内容涉及广泛。

——黄帝向雷公阐明昭著至真至确的医学理论。

——把有关辨证的古医籍《从容》展示给雷公。

——给雷公具体分析"四失"（即不知阴阳逆从；受师不卒，妄作杂术；不注意分析病人的具体情况；不问病的起始，仅凭诊脉治疗）产生的原因，并对此提出批评与惩戒。

——向雷公讲述阴阳盛衰逆从的道理，以及人在精神激动的情况下，产生哭泣涕泪的精微原理。

——雷公向黄帝请教针灸治病的原则。

——雷公向黄帝请教如何根据五色来观察疾病，推测脏腑疾病的深浅部

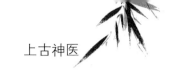
位，以及如何选择学术传人等等。这就是晋代皇甫谧所说的"雷公受业，传之于后"的文献依据，也是医学史中"黄帝与雷公论医药，而医道兴"之说的由来。雷公就是黄帝亲自选定的最理想的学术传人。由此也可以清楚地看到中医发展史中，最早的"师承授受"的关系。

鬼臾区

传说中黄帝之臣，上古医学家，又作鬼臾茋、鬼容区，号大鸿。善占候，明医道，晓兵法。曾佐黄帝阐明五行，详论经脉，又问对难经，究其义理，以为经论。《素问》中有《天元纪大论》，是鬼臾区向黄帝论述宇宙中元气不断运动变化的规律，阐明五运主岁、六气司天的道理，从而构成了中医理论重要的"五运六气"学说。在中医理论中，他是一位有贡献的人物。

俞跗

一作俞柎，又作踰跗。传说中黄帝臣，上古医家。善医术，尤长外科。这在司马迁的《史记·扁鹊仓公列传》中有较为详细的记载："臣（魏国太子的属官中庶子）闻上古之时，医有俞跗，治病不以汤液醴灑，镵石挢引（导引），案杌（按摩推拿）毒熨（用药物加热熨帖），一拨（一解患者的衣服）见病之应（病所在的部位），因（依据）五脏之输（腧穴），乃割皮解肌，诀（疏通）脉结（连结）筋，搦髓脑（按治髓脑），揲荒爪幕（触动膏肓，疏理隔膜），湔浣（洗涤）肠胃，漱涤（洗涤）五脏，练精易形（修益精气，改变容貌气色）。"一句"臣闻上古之时"，便带有传说性质，而传说中的这位俞跗，是一位医技高超的外科神医，"一拨见病之应"，说明他具有透视人体的特异诊断功能，能看到发病的部位，然后施发外气进行麻醉，依据五脏的腧穴，割开皮肤，解开肌肉，疏通经脉，按治髓脑，触动膏肓，疏理隔膜，把五脏六腑冲洗干净，修益患者的精气，改变其容貌气色。且不说上古时代的中医外科是否真正达到这种水平，单是这段描述，已经把人类最早的外科手术反映得惟妙惟肖，具体细致，足以让两千年后的我们感佩不已。从传说的角度来看，先人们竟没有忘记在黄帝的名医群体中，塑造这样一位外科高手。

后来到了唐尧时代，尧的父亲帝喾的次妃简狄，因吞玄鸟之卵而怀孕，生契。在生产时，从早到晚交骨不开，胸前仿佛有物顶住，诸医束手无策，后来请了一位年轻的医生，经过诊断，认为这是奇产，不是难产，非剖胸不

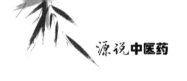
能生。在征得帝喾的同意后，医生打开了简狄的胸部，顿时露出小儿的胎发来。所以《春秋繁露·三代改制》中载："契母吞玄鸟卵，生契，契先发于胸。"这位为简狄做剖胸产的医生，竟是俞跗的再传弟子。

这两个传说，并非出自一书，但都言及俞跗，或许是一种巧合，但透过巧合，又看到一种必然，即在古人心目中，俞跗成了当之无愧的中医外科的创始人，后代凡有关外科之事，总要与他挂起钩来。

伯高

传说中黄帝臣，上古医家。精通脉理，同少俞一道与黄帝详论经脉，探究义理，以为经论。《灵枢》中的《寿夭刚柔》《骨度》《肠胃》《平人绝谷》《逆顺》《五味》《卫气失常》《阴阳二十五人》《邪客》诸篇，均是黄帝与伯高一起论医谈脉，内容涉及伯高根据人体生长过程中有强弱、阴阳、刚柔的不同，进而说明生理、病理方面所属阴阳刚柔与寿夭的关系；根据阴阳内外规律与疾病变化过程，作出风痹、疾病的分类，从而提出选取针刺穴位和治疗法则；伯高系统讲述了人体各部骨骼的标准分寸，藉以推知经脉的长短和脏腑的大小，从而为针灸取穴提供了依据。伯高向黄帝讲述消化道各器官的大小、长短及其部位和容量，反映了上古时代的解剖学知识，伯高是中医史上第一位解剖学家。伯高在研究人体的胃、大肠、回肠的大小及容量后，在阐述神与水谷精气关系的前提下，分析了一般人七日不食而死的道理。伯高从"气有逆顺、脉有盛衰"的原则出发，提出什么情况可刺、一时不可刺及已（已经）不可刺3种类型。伯高在深入阐述五味进入人体后是如何分别被五脏所吸收的基础上，说明了五味对五脏疾病的宜禁。伯高还与黄帝一起讨论了卫气失常所引起的病变，以及针刺治疗方法。伯高根据阴阳五行理论，结合五色、五音，从形态、气血、骨骼等特征出发，把人分为25种类型，这对于医生观察患者的特征、有的放矢进行治疗提供了一定的依据，当视为最早的中医患者特征分类学。伯高从哲学的角度出发，运用比类取象的方法，将人体之身形肢节与日月星辰、山川草木相比拟，说明天人相应的道理，具体以邪气侵入人体后，使人生不眠之症来阐明卫气、营气、宗气的运行。伯高论医，范围如此之广、观点如此之深，足见其修养之高、医术之精。

少俞

传说中黄帝臣，上古医家，俞跗之弟。少俞曾与伯高一道，同黄帝详论经脉，探究医理，以为经论。《灵枢》中的《五变》《论勇》《论痛》《五味论》等篇，均为黄帝与少俞论医之作，其内容涉及少俞与黄帝讨论百疾发生的缘由。虽都是由于风雨寒暑等外邪的侵袭所致，但是否生病，还取决于人的体质的强弱，其中提到"避者得无殆"（能没有危险），则寓有以预防为主的意思。少俞还从患者心理的角度，研究勇敢与怯懦在诊断与治疗中的作用，提出"诊病之道，观勇怯、骨肉、皮肤，能知其情，以为诊法"的原则。少俞还从人体筋骨的强弱、肌肉的坚脆、皮肤的厚薄、腠理的疏密等方面，研究人体对针灸的耐痛和对药物耐受的差异，从而告诫医者要慎重行事，因人制宜。少俞还与黄帝讨论五味入口，各有所走、各有所病的情况，从而告诫人们，饮食、药物之五味，既能养人，也能伤人。由此看来，少俞是一位病因、病理学家。

少师

本为官名，天子辅官。这位少师，是传说中黄帝之臣，上古医家。《灵枢》中的《寿夭刚柔》《忧恚无言》《通天》《岁露论》等篇，均为黄帝与少师论医之作。其内容涉及少师论述人体的生长，在性情刚柔、体质强弱、身形长短方面，均是阴中有阳，阳中有阴，只有了解阴阳规律及其相互关系，才能很好地运用针刺。少师还研究了咽、喉咙、会厌、口唇、舌、颃颡等发音器官的功能，以及突然失音的原因和针刺治法。少师又根据五行之理，从性情、体质、形态和生理特点方面，把人分为太阴之人、少阴之人、太阳之人、少阳之人和阴阳和平之人五类，并提出对这五种人在针刺时应注意的问题。少师还和黄帝一道讨论四时八风对人体的危害。可见，少师在辅政之暇，也参与医道的研究，并受到黄帝的尊重。

从传说与假托中，我们可以悟到这样一种历史必然：由于中华民族的历史太长、太远、太久，在文字没有产生之前，不可能有确凿有凭的文字资料，历史的流传主要靠口授，主要形式就是传说与神话。在传说与神话中，有无稽之谈，有荒诞之说，亦有看似荒诞无稽，实含历史真实之论。起步于战国时代的《素问》与《灵枢》，之所以将黄帝及其属下的名医们托名于书中，除了借托古以便于使其书得以流传这一客观需要之外，从历史的角度而言，《灵》《素》二书的作者们，收集有关远古时代医药发展的情况，也有着得天独厚的便利条件。至于出现在先秦诸子著作中的上古医药学家，远不如出现

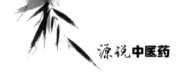

在《灵》《素》二书中的上古医药学家人数这样众多、医术这样精湛、医理这样精深、论述这样系统，其主要原因就在于《灵》《素》的作者们本身就具有精湛的医术、精深的医理，这是先秦诸子所不能相比的。先秦以后的许多医家、学者，对于中医药学术与文化、历史和人物，都有过不少结论性的论说，并常被后人视为文献依据或历史史实，其实，这些结论都来源于《灵》《素》。由此可以看出《灵》《素》在中医药文化中的重要地位。《灵》《素》托古的做法不容否定，似岐伯、雷公、鬼臾区、俞跗、伯高、少俞、少师等人的事迹，绝非《灵》《素》作者的杜撰，他们煞费苦心，将这些上古名医请入书中，其目的一方面为了借他们之口来阐述作者们的医学观点和理论；另一方面也在一定程度上把传说和神话中有价值的东西汇集起来，向后人展示上古名医队伍的阵容，各自的特长与贡献，从而使一直靠传说而在文字上空缺了两千多年的医药学历史落在了实处，有了归宿，实现了它的连贯性。所以，《灵》《素》二书，不仅仅是医学经典，同时也是医药学的史书，是中医药文化的宝藏！事实上，两千多年以后，《灵》《素》作者的意图，已经完全体现在中医药发展的悠久历史进程之中，也已经完全被历代医药学家，甚至历史学家所尊崇。

尧舜

尧与舜都是传说中继神农、黄帝之后，原始社会末期部落联盟的领袖，在历史上被称为贤明的君王。他们所治理的社会被誉为太平盛世。据《史记·五帝本纪》记载："帝尧者，放勋。其仁如天，其知如神。就之如日，望之如云。富而不骄，贵而不舒。黄收纯衣，彤车乘白马，能明驯德，以亲九族。九族既睦，便章百姓。百姓昭明，合和万国。"这是人类进入文明社会后所出现的一位了不起的君王。

帝尧名叫放勋。他的仁德象上天那样宽广，他的智慧象神灵那样微妙。人民都追随他、仰慕他，就像葵花倾心向太阳、万物盼望云雨一样。他富有却不骄奢，尊贵却不傲慢。头戴黄色冠冕，身着黑色朝服，乘红车，驾白马。能昌明圣德，顺应人心，使九族相亲。九族亲睦之后，进一步辨明百官族姓。百官族姓都已清楚，天下万国就都和睦相处。

《史记·五帝本纪》中是这样记载帝舜的："虞舜者，名重华……舜父瞽叟盲，而舜母死……瞽叟爱后妻子，常欲杀舜……舜耕历山，渔雷泽，陶河

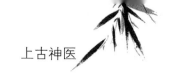

滨，作什器于寿丘，就时于负夏。舜父瞽叟顽，母嚣，弟象傲，皆欲杀舜……舜年二十以孝闻，三十而帝尧问可用者，四岳咸荐虞舜，曰可……于是，尧乃试舜五典百官，皆治。"

舜的一生很苦，历经曲折。他名叫重华。舜的父亲瞽叟是个瞎子，母亲死后，舜父续娶，生了个儿子名叫象。瞽叟爱后妻和儿子，常想杀害舜，舜总是躲避逃走。舜曾在历山务农，在雷泽打鱼，在河边制陶器，在寿丘造各种家用器具，在负夏（今山东兖州北）经商，真可谓历尽人间艰辛。舜的父亲瞽叟没有德义，后母十分凶狠，弟象傲慢无理，都想杀掉舜。在这样的处境中，舜仍不失做儿子的责任，对父母孝顺，对弟弟仁爱。到了 20 岁时，他因孝顺出了名。30 岁时，帝尧问身边的四岳（分掌四时的官）谁能继任天子，他们都推荐虞舜，说他可以。后来尧将自己的两个女儿嫁给了舜，并对舜进行了一系列的考察与培养，之后才试用舜主管百官之事，结果一连 5 次，都有政绩。尧当政 20 年后，帝尧让他代行天子政事。这就是历史上有名的"禅让"。

遍阅尧、舜、禹三代的文献资料后令人百思难解的是：为什么有关这三代的医药文献（包括神话传说）竟如此之少？医药人物亦如此之少？真是一个历史之谜！

务成昭

务成昭又称务成子、巫成招。传说为舜的老师。"舜学于务成昭。"（《荀子·大略》）"务成昭之教舜曰：'避天下之逆，从天下之顺，天下不足取也；避天下之顺，从天下之逆，天下不足失也。'"可见，务成昭的处世哲学是顺从天地自然的规律。《简书·十问》中写道："巫成招以四时为辅（以四季的养生为辅佐），天地为经（以天地阴阳为养生的法度）。巫成招与明阳皆生（与天地阴阳共生存），阴阳不死。巫成招与相视（与阴阳相通）、有道之士亦如此（通晓养生之道的人，也都是这样）。"这里讲的正是怎样顺应天地阴阳四时的变化规律，以有利于养生保健。在《汉书·艺文志·方技房中术》里，有《务成子阴道》36 卷，在《汉书·艺文志·小说家》中，有《务成子》11 篇；《抱朴子内篇·金丹》中还载录了务成子炼丹法，可见务成子是古代较早的炼丹家之一。从这里我们捕捉到一点线索，炼丹术似从"三代"之时便已产生了。丹药的功效主要有二：一是用于房中，二是用于延年。

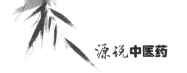

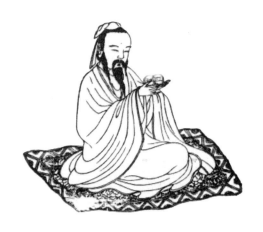

务成昭

巫咸

传说中的神巫名，亦精医。一说为唐尧时人。《山海经·大荒西经》中记载：大荒之中有一座灵山，巫咸、巫即、巫盼、巫彭、巫姑、巫真、巫礼、巫抵、巫谢、巫罗等十位巫师都从灵山上天或下地，灵山上长着各种药草。晋代郭璞在《巫咸山赋》中说："盖巫咸者，实以鸿术（高明的医术）为帝尧医。"一说为殷商时期的巫医，能祝延人之福，愈人之病，反映了殷商之际巫医的概况。

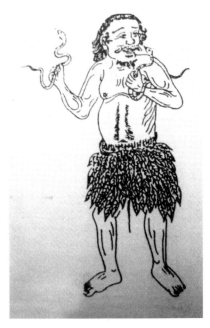

巫咸

巫彭

与巫咸同时代，也是传说中的神医。《山海经·海内西经》云："开明东有巫彭、巫抵、巫阳、巫履、巫凡、巫相，夹窫窳（兽名）之尸，皆操不死之药以距之。"郭璞注："皆神医也。"《吕氏春秋·勿躬》说："巫彭作医。"《说文解字》中也有"巫彭初作医"的记载。

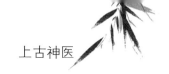

巫彭与他的同道们采"不死之药",即是有关养生长寿的一类药物。

夏禹与师癸

史称夏禹为禹、大禹、戎禹,为舜之臣。其父鲧,曾由四岳推举,奉尧命治水,由于不懂五行的规律,他采取了筑堤防水之法,9年未能治平,被舜杀死在羽山。舜封禹为司空(官名),继续平治水土。禹采用疏导的办法,历十三年,三过家门而不入,水患悉平,从而成为中国历史上治理洪水的大英雄。

舜死后,禹继任部落联盟的领袖,成为夏王朝的开拓者。

师癸,传说为禹之师。师,即天师,官名;癸,人名。《简书·十问》中,禹向师癸请教有关人在长期劳累、体质衰弱、性功能丧失之后,如何增强体质、恢复性功能的问题:"明耳目之智(我使出了全部的聪明才智),以治天下,上均湛地(在高处平整了被洪水淹没了的土地),下因江水(在低处疏通了长江之水),至会稽之山(在今浙江绍兴市郊外),处(治)水十年矣。今四枝(即四肢)不用(不灵活),家大纪(乱),治之奈何?"大禹因长年风餐露宿,感受风寒湿热,患了风湿病,远离家室,丧失了性功能,进而导致夫妻不和。师癸耐心地指导大禹调气练气,平复心绪,强健四肢,加强营养,服食牛羊乳等滋阴之品,谨慎对待房事。大禹照此去做,果然身体康强,性功能恢复,后宫妻妾安定,家庭关系和谐。

令人遗憾的是,禹时及夏、商名医事迹阙如,连凤毛麟角的文字记载都没有,在中医药文化史上几乎是空白。

彭祖

中国古代历史传说中的老寿星、养生大师、房中术大师。传说为帝颛顼玄孙陆终氏的第三子,姓篯,名铿。相传彭祖经历了尧、舜、禹、夏、商、周六代,享年800岁。尧封之于彭城,因其道可祖(遵法),所以后世称为彭祖。他在商为守藏史,在周为柱下史。常服食水桂、云母粉、麋角散,尤擅长养生术、房中术。后周游四方,成仙而去。(《神仙传》)在《简书·十问》中,王子巧父(即王子乔,周太子晋)向彭祖请教如何保养阴精而延年益寿。彭祖指出,人的生命之气最重要的是阴精,要想尽享天年,关键在于保养阴精,要像保护婴儿一样地保养阴精。同时还要特别注重保养生殖

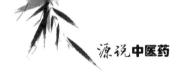
器官的功能，要节制房事，巩固精关，不滥施泄泻，这样才能健康长寿。《抱朴子·对俗》中记述了彭祖的养生观："古之得仙者，或身生羽翼，变化飞行，失人之本（本性），更受异形，有似雀之为蛤（雀入海变为蛤蜊），雉之为蜃（雉鸡入淮河变为大蚌蛤），非人道（不符合人类社会的规范）。人道当食甘酯（味美浓厚的食品），服轻暖（穿又轻又暖的衣服），通阴阳，处官秩（受官爵享俸禄），耳目聪明，骨节坚强，颜色悦怿（高兴愉快），老而不衰，延年久视（长生），出处（进退）任意，寒温风湿而不能伤，鬼神众精不能犯，五兵（五种兵器）百毒不能中（伤害），忧喜毁誉不为累（牵累），乃为贵耳。若委弃妻子，独处山泽，邈然断绝人理，决然与木石为邻，不足多（不值得赞许）也。"他把那些"身生羽翼，变化飞行"，丧失人的本性的古代传说中的"仙者"（养生家），斥为"非人道"。彭祖的养生观是植根于社会、生活、家庭等现实环境的，不食人间烟火、不穿常人衣服、脱离社会、抛妻弃子、独居山湖、断绝人情事理，与树木山石为邻的养生观和做法，是不足称道的。这是中医养生文化中的精华，是很有现实意义的。只可惜这位长寿八个世纪的养生家，最后由于晚妻郑氏的妖淫，败道而死。（《纲鉴二十四史通俗演义》34 回）《抱朴子·遐览篇》中载有《彭祖经》，《隋书·经籍志》中载有《彭祖养性经》（一卷）等书名。

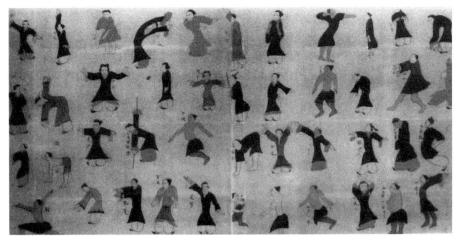

彭祖养生图

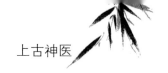

卢氏与俞氏

这是《列子·力命》中记载的战国时代的名医。季梁得病，越来越严重，他的儿子们为他请来了三位医生，即矫氏、俞氏、卢氏。矫氏诊断后对季梁说："你的病是平时寒温不节，虚实失度，病起于饥饿无时、色欲过度，导致精虑烦散，不是天造成的，也不是鬼造成的，虽已加重，还可攻治。"季梁说："一般水平的医生。"赶紧辞退了他。俞氏诊察后说："一开始你的胎气就不足，母亲的乳汁有余，病的形成不是一朝一夕的，时间太长就愈来愈重，不能治愈。"季梁听了说："真是高水平的医生！"并且请他吃饭。卢氏诊察后说："你的病不是由上天造成的，也不是由人为造成的，更不是由鬼怪造成的，从你秉承生命形成形体那天起，已经有控制你的人，也有了解你的人，药物治疗能对你的病有什么作用呢？"季梁钦佩地说："真是一位神医！"重重地赏赐了他。不久，季梁的病不治自愈。于是，后世称高明的医生为"卢医"，即源于此。

从上古至先秦的医家阵容中我们发现，中医药及其文化的发展确如班固《汉书·方技略》中所总结的那样，至秦汉之际，已经形成四大门类，即医经（典籍文化）、经方（中药文化）、房中（房室文化）和神仙（养生文化），并且与某些医家的事迹是相符合的。班固收录的上述四方面的著作，大都是春秋战国至秦汉时代的医家所撰，而他们都隐去了自己的姓名，而假托圣人之名传播中医药文化，使之造福人民。这里我们要感谢古代第一代目录学家——汉代的刘向、刘歆父子，他们编辑了中国第一部目录学文献——《辑录》与《七略》（均已失佚），而班固在修《汉书》时，将其主要内容收入了《艺文志》（即目录）之中，才使我们得以第一次领略到中国古代典籍的情况。其中《方技略》（医药养生概述）中有不少托名之书，如《黄帝内经》《外经》《扁鹊内经》《外经》《泰始黄帝扁鹊俞拊方》《神农黄帝食禁》《容成阴道》《务成子阴道》《尧舜阴道》《汤盘庚阴道》《天老杂子阴道》《黄帝三王养阳方》《宓戏（伏羲）杂子道（神仙家养生术）》《黄帝岐伯按摩》《黄帝杂子步引》《神农杂子技道》等等，尽管不少著述都已失佚，但由此对汉与汉以前的方技著作已基本上窥其全貌，而且这些书籍形成了中医药文化中著述文化的源头，从 1 世纪开始，至当今 21 世纪，在两千多年的历史长河中，中医著述汗牛充栋，门类繁多，内容丰富，是

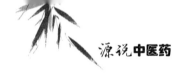

中医药文化的重要组成部分，是中华文化的宝贵财富。而穷原竟委，所有这一切，与有关中医药的神话、传说并无大的悖谬。毋庸讳言，中华民族的历史中，其上古时代多以神话与传说构成，中医药文化中的上古时代也不会脱离这种总体的格局。只要我们以科学的态度、历史唯物主义的观点和实事求是的精神去综合、分析、研究有关文献，就会透过迷茫神秘的面纱，看到历史的本来面目，找到事物发展的客观轨迹。

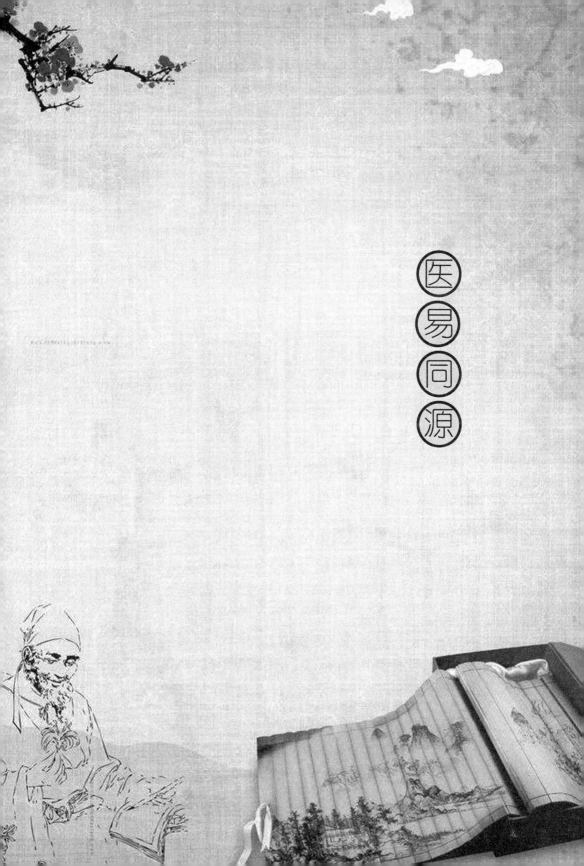

医易同源

明代医学家张介宾在《医易义》中说："医易同源，医易相通，理无二致，医之为道，身心之易也。不知《易》者，不足以言医。"又说："《易》肇医之端，医蕴《易》之秘。"医易相关的历史，不下 2800 多年。阴阳理论是中医药的哲学基石，其源头便在《周易》。易学思想和易学文化，与中医理论和中医药文化的交融结合，历经了一个漫长的历史进程。

　　医与易的结合，最早见于《周易》经文之中。在六十四卦中，直接或间接涉及医理的卦竟达 39 个之多，这充分说明在《周易》成书的漫长岁月里，直到西周初年正式问世，医学方面的内容在《周易》中占有一定的位置；到了战国，《易传》成书，其中也涉及医学问题，这不仅充分体现了医易相关，也证实了医易同源的观点。

　　先秦时期，早于《黄帝内经》的一部医学著作《阴阳大论》（这部著作虽已早佚，但在张仲景的《伤寒论》中保留了一段完整的文字）中，在分析病因时，就运用了《周易》"天人合一"的思想，这是汉以前医籍中引《易》入医的有力佐证。至于《黄帝内经》，更是医易结合的开山。这部中医学的首典中，充分体现了《周易》对中医理论的影响至远、至广、至深；而中医理论又可以说是《周易》思想的化身！

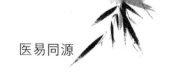

旷世奇书

《周易》是一部旷世奇书，一直被列为中华先秦文化的经典著作——六经（《易》《春秋》《诗》《书》《礼》《乐》）之首。由于它特殊的内容和特殊的性质，加之有关文献极少，所以它披上了一层神秘的幔纱，对其作者和成书年代众说纷纭，难以定论。

《周礼·春官伯宗·太卜》中有"三《易》"之说，反映了《易》的成书是漫长而曲折的：

"（太卜）掌三《易》之法，一曰《连山》、二曰《归藏》、三曰《周易》。"

此后，对"三《易》"的解释便应运而生，这里我们只取其二：

1. 后人认为三《易》分别为：①原始游牧时代的易学。那时自然环境山连山，水连水，故取名《连山易》，这大概是人类传说中最早的易学。②原始农业时代的易学。先祖们已懂得种植收藏，生产力和生活水平都有了较大的提高，故取名《归藏易》。③历史进入封建制社会西周，铁器大发展，生产力和生活水平较前两个时期有更大的提高，所以取名《周易》。

2. 后人认为分别为夏、商、周三代之《易》："伏羲得《河图》，夏人因之曰《连山》；黄帝得《河图》，商人因之曰《归藏》；列山氏（神说中的古帝王）得《河图》，周人因之曰《周易》。"

三《易》之中，《连山》《归藏》都属于远古时代传说中的《易》，不可能成书；只有《周易》的本经，是以著作形式传世的。上面的记述仍带有传说的色彩。

那么，《周易》到底成书于哪个年代，作者是谁呢？让我们先看看当时的历史背景：

周武王灭商以后，中国古代史上的奴隶制时代宣告结束，历史进入了封建社会的初期——西周初。周原是殷商时的一个部族，臣服了商，接受商的

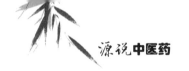

封号。周族在季历和文王时期，国势发展较快，击退了来自西北地区游牧部落的进攻，巩固了其在渭水中游的势力。不少附近的诸侯，纷纷归附于周族。周自从其先祖古公亶父为避戎与狄的侵扰，率族人迁徙到岐山下的周原（今陕西岐山县）之后，与商的往来增多，并从商文化中吸收了不少营养，其中特别是殷商的甲骨文字。考古工作者于1977年在考察周原的一组宫殿遗址中发现了占卜用的甲骨15000余片，其中刻有文字的有170片，共580个

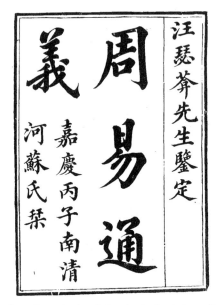

《周易》一部旷世奇书，儒家《六经》之首

字。占卜的内容与商遗址中发现的甲骨文一样，包括祭祀、征伐、田猎、祈年等，还有商王入周境的记载。穷原竟委，商文化对周的影响、周族占卜文化的发展，对西周初年《周易》的成书，都是极为关键的。

在大的历史背景清晰了之后，再依据有文的文献史料，对于《周易》的作者和成书过程，便可以勾画出一个粗线条的轮廓，尽管更细的过程将永远是千古之谜。

2800多年前的古老中华大地，历史因周武王的灭商，而永远地埋葬了奴隶制社会，开辟了封建社会的新纪元。以历史发展的规律而言，这是一场革命，是对历史的推动，是新兴的封建领主阶级代替了腐朽没落的奴隶主阶级，中国古代历史一个崭新的时代诞生了，一个新兴的政治力量登上了历史舞台！

历史的发展有许多惊人的相似之处。一个新的社会制度产生了，一个新兴的统治阶段形成了，一个新的政权诞生了，它亟须适应这个"新"的理论来指导，亟须一种精神支柱来支撑。《周易》——这部集数百年占筮成就，又包含着深刻哲理的奇书，便在这种大的社会背景中应运而生。

我们知道，并且要从历史唯物主义的角度去正确认识，占筮——它诞生

在人类的远古时代，一直延续到殷商、西周、春秋、战国（从此以后它还继续存在），其历史足有数千年乃至上万年，从而形成了一种占筮文化。在漫长的历史进程中，无论是大部落还是小群体，无论是王侯将相还是平民百姓，也无论是国家社会还是家庭民间，都与占筮结下了不解之缘，人们靠它明示吉凶，预测祸福。从文化的心理机制上来观察分析这一特殊的文化现象，就不难理解中华古人在漫长的生活实践中所必然产生的一种心理要求和心理趋势，他们一方面很看重与人类实践活动有关的客观事物在其发展中的前期现象（即前兆、征兆或预兆），另一方面又渴望知道自己实践行为的结果。但是由于当时社会生产力极度低下，从而限制了先人们的文化知识水平。因此，有些事物的"前因后果"碰巧吻合；而另有许多事物的"前因后果"并不吻合，从而导致人们的种种迷信，形成了错误的预兆观，进而相信"万物有灵"，错误地认为事物之间的联系是被神的意志所操纵。前兆迷信，实际是建立在对鬼神迷信的心理基础上的。学术界将中华古代占筮文化分为三个发展阶段：

一是以未经人力改造的自然现象为前兆迷信的原始占筮文化。其特点是"以种种蒙上了一层神秘色彩正常多见，或怪异少见的自然现象，为人们心理上的崇尚对象"，又称为"天启"巫术。

二是"以稍经人力改造的自然物为占卜工具，以人所创造的然而却是颇为简单的前兆为卜符"，又称为"半天启""半人为"的巫术，是盛于殷商，延续至周代，甚至周代以后的甲骨占卜术。当人们选用甲骨作为占卜的工具时，"人"不再彻底拜倒在"神"的脚下，用龟甲灼烧，不是靠"天启"的绝对权威，而是人为地制造一种前兆，从而掺入了人为努力的文化观念，其文化智慧的发展程度，比第一阶段的原始占筮要高明。

三是由《周易》本经的卦辞爻辞所构筑的六十四卦的筮符系统，这是"一个用以占筮的、由人所创造的文化模式，一种独特的卦爻符号'宇宙'"，"虽然神秘，却是经过人脑思维所概括、抽象而成的符号"，又称为"人为"巫术。（王振复《巫术：＜周易＞的文化智慧》）

在历史发展的长河中，尽管有了部落、有了社会、形成了国家，在上古时代，但文化知识的汇集、综合、掌握、运用、传播始终是少数人的事情，即使进入封建社会以后，依然如此。占筮属于文化，无论是在原始社会、奴

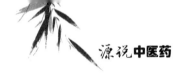

隶社会，还是封建社会初期的西周，都占有极其重要的地位，但始终由极少数人来从事，他们便是在周王朝和列国中一批掌占卜的卜、史专官。他们精通哲学、历史、天文、历法等，"掌占龟，以八筮占八颂，以八卦占筮之八故，以眂（同视）吉凶"；"掌三《易》，以辨九筮之名"（《周礼·春官·宗伯》）。他们属于贵族，是当时的高级知识分子。这些人的主要工作就是运用上古先人创造的八卦，利用龟甲烧烤所得到的兆象，利用蓍草经过若干次不同的排列组合后所得到的数字，结合所需要预测的事物，来不断地进行推算和演变，以便测验吉凶，决定如何思想与行动，然后将占辞刻在简策上，到岁末作一次总结分析，以便确定哪些占卜灵验，哪些占卜不灵验。实际上，他们是在构筑《周易》这一独特的卦爻符号的"宇宙"，在编织一张理想的"网"。

处在《周易》诞生之前，即西周初期的先人们，比原始社会和奴隶社会的先人们，在文化、思想、智慧上都大大地进了一步，其中特别是对自然、神灵和人类三者的关系上有了更新、更深的认识。尤其是这种认识的深化，首先反映在对政事、人事有发言权的卜史们身上。在他们手中，不仅拥有自己占卜的全部材料，而且还掌握着他们的前人占卜的有关资料。《周易》中六十四卦这个卦爻符的神秘"宇宙"，绝不是也不可能由一个人、少数人，甚至是一代人构建起来，而是经过几代、许多的卜史的努力，在总结中华古人对自然宇宙的不断认识中，屡屡受挫，遭受失败之后，转而在失败的痛苦中企盼神灵的支持，进而在代代占筮的基础上，逐渐创造出六十四卦这个符号系统的"宇宙"，使得当时的人们在自然宇宙中碰壁、受挫、失败之后，其心灵能在另一个神奇的符号"宇宙"中继续存在，求得新的希望。

西周初期的卜史们，从自己、他人、前人的许多材料中，经过去粗取精的选择，综合分析的组织，编辑成了这部以卦辞、爻辞为主要内容的占卜书。书中总结了许多历史经验和社会生活经验，记载了许多历史事件和当时的生活场景，寄寓了作者们的宇宙观、历史观、哲学观、人生观，以及观察事物的思维方法等等，于是，一部影响中国思想文化将近三千年的旷世奇书——《周易》，在古老的中华大地、在古代哲人们的手中诞生了！

自《周易》问世之后，先秦各家对它进行了深入研究，取得了骄人的成果。就其性质而言，这些成果大体可分为两大类：一是从占筮角度进行研究，形成了"占筮易学"；一是对《周易》本经蕴含的深刻哲理进行研究，形成了"义理易学"。同时，两大学派——占筮派与义理派也随之形成。占筮派的代表人物是《左传》《国语》中所记载的巫史们；义理派的代表人物是《易传》的作者孔子。这两大学派的形成与对垒，对后来《易》学的发展产生了深远的影响。后世治《易》者，基本上归于这两大学派。

从此，这部奇书（先秦以后，也包括《易传》），像一块神奇的磁石，强有力地吸引着历朝历代的学者、文人为它呕心沥血；又像一个深不可测的涵洞，驱使无数奇才异士，对它探赜索隐！它犹如思想的甘泉，以不可抗拒的渗透力，进入到中华文化的一切领域：哲学、天文、历史、人文、数学、伦理、文学、艺术、医药、兵法、建筑、武术等等，可以说它的影响无处不在。在它问世之日迄今的2800多年中，竟有3000多部研究《周易》的著作诞生，并且它早已跨出国门，走向世界，正在对世界文化、人类思想产生影响，发挥效力！与此同时，在中国文化的长河中，逐渐形成了一门学术内涵丰富、研究队伍宏大、学术流派众多、历史跨度最长、研究著作极丰的易学文化。

特别值得一提的是孔子的《易传》（传，是注释的一种体例，《易传》就是对《周易》经文的注解），因为我们现在所看到的《周易》是原来经文与传文合一的文本，实际上，《易传》已经成为《周易》不可分割的重要组成部分，取得了与经文等同的地位，甚至也成了占筮派研究《周易》所不可或缺的依据。我们今天所说的《周易》，就是指经文与传文合一的《周易》。

《易传》形成于春秋战国时期，它比较完整、系统、全面地反映了孔子治《周易》的成就，体现了孔子治《易》的主导思想。自先秦以来，孔子作《易传》，实际上已成通说。由于历史的原因，对孔子作《易传》，需要有一个客观的分析与认识。应当指出，《易传》的完成并不是像今人著书那样，由孔子一字一句亲自写就，而是由孔子讲述，经弟子笔录、整理，不断补充、完善而成。正如有的学者所论述的那样："古书从思想酝酿，到口授笔录，到整齐章句，到分篇定名，最后到结集成书，是一个漫长的过程。它是在学派内部的传习过程中，经众人之手陆续完成；往往因所闻所录各异，加工整理的方式不同，而形成各种传本。有时还附以各种参考资料和心得体会，老师的东西和学生的东西并不能分得那么清楚，所以，我们不能以今天的著作体例去衡量古书。"（李零《出土发现与古书年代的再认识》；香港《九州学刊》1988年第3期）用这个观点来看待和认识《易传》的成书过程，比较合于历

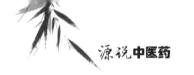

史实际，即《易传》的主要思想观点是孔子的，但其中也不乏孔子前人之说，不乏孔子弟子在记录时的个人心得，也不排除后人观点的窜入。

《易传》的学术价值很高，它既代表了孔子的《易》学思想，同时也是《易》学的集大成之作，是《易》学史上第一座里程碑！《易传》的产生，推动了先秦《易》学从占筮之用向哲学领域的转变。尽管当时卜筮流行，但孔子的《易传》，以其强大的生命力和深广的哲理性，深深地影响了当时的诸子百家，使《周易》的思想渗透到他们的学说之中，这样不仅极大地丰富了《易》学的研究内涵，而且扩大了《易》学研究的领域和队伍，使《周易》成为中华民族文化宏富博大的渊源！

《易》中医药

《周易》作为古代思想文化的源泉，不仅对数千年中国思想文化的形成与发展产生了深远而关键的影响，而且对中国古代科学技术，尤其是中医药学和医学文化体系的形成与发展产生了极大的影响。"医易同源""医易相关"，便是对这种影响的高度概括与总结。

所谓"医易"就是指《周易》的哲学思想和象数原理对中医药理论体系的指导与影响，指《易》文化向中医药文化的渗透，并逐渐走向融合。从现存于世的第一部中医典籍——《黄帝内经》中，就可以清晰地看到医学是如此不留痕迹地、系统而又密切地与《易》学水乳交融在一起。其中《周易》所阐述的阴阳学说，全部贯穿于中医学之中，从而成为中医学的理论基石。中医学将人体内部脏与脏、腑与腑和脏与腑之间关系，人体与自然界和社会环境的关系；中药学将药物酸与苦、甘与辛、咸与淡、补与泄之间的关系，无不看成是对立统一的关系，这与《周易》的阴阳对立统一的思想是息息相通

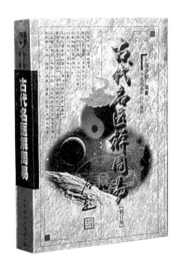

《古代名医解周易》一部有关医易的著作

的。从《内经》中，不仅可以找到许多直接来自《周易》的文句，还有不少体现《周易》思想的语言，这便是先秦医家以《易》论医、援《易》入医的宝贵资料和有力佐证。其后，历代医家继续广泛深入地对医《易》相关不断进行研究，留下了不少文论（见何少初《古代名医解周易》），至明代，著名医家张介宾在《类经》一书中，撰写了《医易义》《大宝论》等长篇专著，从而使医与《易》的结合，在经历了两千多年的发展之后形成了一门"医易学"，不仅成为整个中医学说的一个分支学科，而且成为中医药文化的一个重要组成部分。张介宾对医《易》关系的论述十分精辟，同时还提出了"天地易"和"身心易"的概念。他说："天地间的事理全部包容在《易》学之中了，而身心的道理难道就不全部包容在《易》学之中吗？况且天地之'易'，是外易；而身心之'易'，是内易。内外相比，哪个更亲？天人相比，哪个更近？所以凡事一定要从自身做起，然后才去要求别人；先从内部开始，然后再推及到外部；这是说体现天地物理的'易'还可以缓一下，而体现身心道理的'易'是不容忽视的。医学的理论，就是体现身心的《易》学。作为一个医生而不去研究《周易》，他怎么能够行医呢？"

医与易的最早结合，始见于《周易》经文之中。在六十四卦中，直接或间接涉及医理的卦达 39 处之多。这充分说明在《周易》成书的漫长岁月中，直到西周初年正式问世，医学方面的内容在《周易》中占有一定的位置；到了战国时期，《易传》成书，其中也涉及医学问题，这不仅充分体现了医易相关，也证实了医易同源的观点。总括起来，有十个方面。

1. 天象与医学

这主要蕴含在乾卦之中。乾象征天，天象对人类的生存与健康关系极大。从乾卦的内涵中我们可以领悟到这样一个道理：整个宇宙都顺着一定的规律在不停地运动，从而形成日月往来、星宿偏移、寒暑更迭等自然现象。对于诞生并生存于这个宇宙的人类来说，必须要顺应自然界的运动变化规律。人与天地是一个统一的整体，天地间的一切变化都会在人体中得到反映。所以后世医家有言："人身小天地，天地大人身"，这便是"天人相应"思想在原始医学中的萌芽。

从生命繁衍的角度看，乾，代表阳、男性、父亲。"大哉乾'元'，万物资始……云行雨施，品物流形"。盛大无际的乾阳元始之气啊，万物（人）的

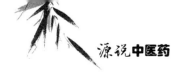

生命皆取乾阳之气以为开端，是通过阴阳（男女）二气的交合——就像天行云施雨于地，从而生成形体，这样，生命才能繁衍延续下去。

2. 环境与医学

这主要蕴含在坤卦之中。坤象征地，大地是万物生长的地方；地球是人类唯一的家园，是我们祖祖辈辈繁衍生息的地方。地理环境、地理气候，对人的生命的诞生与成长有着至关重要的作用。从坤卦的内涵中，我们可以领悟到这样一个道理：当天象呈现四季更替、寒暑推移、云行雨施、风动雷震等自然现象之后，地象便显现山清水秀、土润泽盈、草木蕃秀、万物向荣、兴衰交替、枯荣轮回，人类正是在这样的自然环境中孕育生长的。地理环境离不开山川丘陵、荒原田畴、地域四方：或依山傍水，或滨海临川，或身居热土，或体处寒带，或四季如春，或荒芜难耐……地理环境的差异，造就了人类对它们适应能力的不同，所反映出来的生理特点和病理变化自然也有异；人对地理环境应该主动适应它。从坤乾中，可以看出环境医学的萌芽。

从生命繁衍生息的角度看，坤，代表阴、女性、母亲。"至哉坤'元'，万物资生……坤厚载物，德合无疆"。至极无限的坤阴元始之气啊，万物（人）的生命皆取它而生成形体，是阴气（女）承奉阳气（男）运动——就像地厚能载（孕育）万物，所以地的品德，就是顺从天而与之相结合，发挥无边无际的作用。

3. 乾阳与坤阴

在《周易》的经文中，只有乾与坤是孔子第 1 次在《易传·系辞》中挖掘出的阴阳内涵。孔子明确提出"一阴一阳之谓道"，从而将其上升到哲学的高度。单看乾、坤，首先是乾卦与坤卦，其次是天空与大地，这是具体的；孔子从乾、坤之中窥知了阴与阳，这就将万物的特性突出出来了。所谓"一阴一阳之谓道"，就是说万物中一阴一阳对立面的相互转化，往来无穷，是一个普遍的规律。

不仅如此，孔子还从乾、坤两卦中察觉到一个伟大的真理："乾道成男，坤道成女"，从效法自然和社会的角度，赋予乾、坤两卦以男（雄）女（雌）之特性。从自然角度而言，是天地（乾坤）生万物，万物无不分两性（雌雄）；从社会的角度而言，父母（乾坤）生子女，子女必然分男女（所以在《说卦传》中，把震、坎、艮定为三男；离、巽、兑定为三女）。"乾知大始，坤作成物"，就生育万物（人）来说，乾阳主施，坤阴主受；乾阳主始物，坤阴主生物。"天地絪缊，万物化醇"，天地阴阳二气交融密结在一起，最后凝固变化成万物的形体。"男女构精，万物化生"，男女（或雌雄）二性形体交合，然后万物（人）就化生不穷。

乾卦中所盛赞的"大哉乾元"（盛大无际的乾阳元始之气），就是中医学理论非常看重的"原阳"（又称元阳）"阳精"，它是人的生命之本，其源于此。坤卦中所盛赞的"至哉坤元"（至极无限的坤阴元始之气），就是中医学理论非常看重的"原阴"（又称元阴）"阴精"，它同样是人的生命之本，其源亦于此。

乾阳与坤阴，中国古代哲学的根本，中医理论的基石。孔子在这里把人与万物的生化繁衍规律提示得一清二楚。从中可以看出，中医的阴阳学说早已在《周易》中萌芽。

4. 人的整体观

在《周易》的卦、爻辞中，有不少内容涉及人体的生理部位，反映了我们祖先对这些部位生理功能的认识。

咸卦爻辞中，述及拇（足的大趾）、腓（腿肚子）、股、脢（脊骨肉）、辅颊、舌等部位，自下而上，很有规律。对咸卦的理解，自古以来就有分歧，一种意见认为：咸为伤，从一爻到六爻，分别是伤其足大趾、伤其小腿肚子、伤其股、伤其脊背肉、伤其面颊、伤其舌。这种伤，是指奴隶主对奴隶的伤害，是凶残暴虐的。另一种意见认为：咸卦是描写充满青春活力的少男少女，由挑逗性的亲昵，发展到两情相爱、两心相许的整个调情爱抚的全过程，咸即感，从一爻到六爻，分别为"咸其拇""咸其腓""咸其股""咸其脢""咸其辅颊、舌"，六爻发展的过程，就是少男少女相互爱抚，最后走向交合的过程。无论哪种解释更合理，就描述的本身而言，其中已包含了一定的医理，第一种意见反映了当时对人体各部位功能的认识，第二种意见反映了人们对人体各部位生理功能的认识，并注意到了它们之间的整体联系。

大壮卦的"初九"爻辞中，有"壮于趾，征凶，有孚"之句。《周易》卦画，从下开始，所以初爻为始、为本、为尾、为趾，上爻为终、为末、为首。由于脚趾在人身整体中居于最下部位，它的功能是负责行走的，借此之义，表示初爻是大壮卦的开始，并且主进。初爻是阳爻，阳为大，壮为盛，故称"大壮"，表示阳刚强盛之义，所以有"壮于趾"之象。然而就整体而

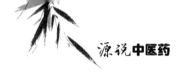

言，爻义却贵于用柔，刚不可过。趾在下，主行动，如果一味地威盛强猛，行而不顾，就会导致穷困的必然结局，即"征凶，有孚"（孚，有收获，能得到他人帮助）。这里把局部和整体的关系，讲得生动而透辟！

在艮卦的卦辞与爻辞中，更是论述局部与整体关系的一范例。卦辞说："艮其背，不获其身，行其庭，不见其人。"（只注意他的背，不保护他的全身，好比走进一座大院，看不到人影一样）而爻辞从初爻到六爻，却分别说"艮其趾""艮其腓""艮其限"（胯股）、"艮其身"（上身）、"艮其辅"（辅颊）。从卦辞中，我们认识到只顾局部不认识整体是不对的；而爻辞则具体地分析如何对待局部：如初爻讲注意脚趾，是无害的，可以防微杜渐；而三爻认识只注意腰部，分散对背部的注意力，就会造成危险。卦辞讲全体，爻辞说部分，从脚趾到全身，井然有序，体现出一种整体防护的思想。

整体观是中医理论的一大优势，它看人体，在观察某一脏一腑的同时，还看联系到的他脏他腑，并以五行之理，推知它们相生相克的关系；它看疾病，不局限于一脏一腑，还看联系疾病向他脏他腑的传变；它治疾病，最忌头痛医头，脚痛医脚，辨虚实以据证论治，因寒热而取反治之方。《周易》中的整体观是很突出的，尤其所涉及人体的内容，对中医理论整体观的形成，无疑产生重要影响。

5. 养生与预防

上古时代，医药条件很差，懂医药的人也不是很多，我们的先祖要想生存和从事生产劳动，预防疾病、保养身体就成为当务之急。从广义而言，预防与养生不仅仅为防病，而是成为生存、繁衍、强身、保护生产力、推动社会前进的有力手段，因而逐渐成为中医药文化思想体系中一个重要组成部分。《周易》作为当时人类文化思想的集大成之著，在不少卦中反映了这一伟大的思想。

请看颐卦，䷚，卦辞说："贞吉（占问吉）。观颐，自求口实。"什么意思呢？原来颐就是腮，腮的内腔是口，所以颐有口象。一、六两爻为阳，表示上、下两颚，中间四爻为阴，像两排牙齿；且上体是艮卦，有"止"义，表示上颚不动；下体是震卦，有"动"义，像是咀嚼食物。食从口入，经咀嚼，以为养生。这就是卦辞所显示的含义。《易传·象传》中将此含义进一步升华，说："颐'贞吉'，养正则吉也。"养生要有正道，遵循正道去养生，不但身体四肢得其养，德性也能得其养。所谓养生的"正道"，是既养身又养性。所谓"观颐"，就是指颐卦六爻中，有养己者，有养人者，所养不同。凡廉洁寡欲不贪食者，为得养生之正道；凡贪得无厌者，为养生之非正道。最后还推而广之，养生之正道就是要适时有节，如天养万物，当寒则寒，当暑则暑，万物之长养，得其正而生生不息；治国也是如此，"圣人"君主一人岂能养万民之生，还要依靠培养"贤人"来进行治理。由此可见，颐卦所论述的养生之道的正与不正，既关系到人之一身，又关系到天下国家，其含义多么深刻！

《象传》根据颐卦卦体上艮下震，为山下有雷之象，进一步阐述"山下有雷，颐。君子以慎言语，节饮食"的养生观，"君子"（懂得养生规律的人）观颐之一动（震）一止（艮）之象，联想到要"慎言语，节饮食"。"慎言语"可免灾养性，"节饮食"可无病养身，这正是养生"正道"的具体体现。

既济卦，䷾，下离上坎，是水在火上之象。水性润下，火性炎上，二者是矛盾对立的。在《象传》中这样说："水在火上，既济。君子以思患而预防之。"水在火上，表示对立面能够统一起来，发挥其济物的功能。然而一旦水决火就会被浇灭，一旦火旺水就会被烧干，在水火相交之中，相害之机又潜伏在其中，所以孔子提醒人们："君子"观此像要"思患而预防之"。防在于预，预在于思，其目标是"患"。"患"指一切灾患，病患当在其中。为什么要防患于未然呢？以水火这一对矛盾为例：如果水火相济，那么矛盾就统一，然而统一是暂时的；水火不容，是矛盾的斗争，而斗争是绝对的。

既济卦中所蕴含的预防思想是多么可贵！后来，不仅水火的概念被医家引入《黄帝内经》的医理之中，而且在《素问·四气调神论》中还提出了著名的"不治已病治未病，不治已乱治未乱"（不要等疾病形成了再去治疗，而是在没有形成之前就加以预防；不要等祸乱形成了再去治理，而是要在没有形成之前就加以防范）的论点，其成为中医预防为主理论的基石。

6. 解剖与生理

《周易》的经文中，偶涉人体某些部位，由于并非专论，所以大都比较原始和简单，还不能全面地反映当时对人体解剖方面的实际水平，许多卦辞、爻辞中，共涉及 20 个部位，它们是首、咠（头额）、眼、鼻、口、舌、辅颊、肤、肱、隋（裂开的肉）、脢（脊背肉）、背、腹、身（胸腹部）、限（腰部）、臀、股、

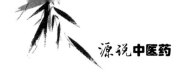

腓 (小腿肚)、趾、拇 (足大趾)，此外，还提到了心和血。对血的认识，已具有一定水平：血具有流动和濡养的功能。然而这些人体的解剖部位大多属于外部肢体和五官，体内的脏腑涉及很少，偶有涉及，亦不准确。

对于不同的生理功能也有涉及，如视、履、息、行、饮、食、盱 (张目)、噬 (吃)、乐、泣、声、言语、思、虑等。对情志，涉及喜、笑、忧、思、愁、惊、悔、苦等，这些即是医学中提到的致病内因；致病外因，涉及风、雨、寒、暑、湿、燥、火等。战国时期反映在《左传》(昭公元年，前541年) 中，由秦医和提出的"六气致病"学说 (即阴气过度生寒疾，阳气过度生热疾，风气过度生四肢之疾，雨气过度生腹疾，晦气过度生心神惑乱之疾，明气过度生心劳疲惫之疾)，似在《周易》中初现端倪。

7. 泰否与损益

这是《周易》中相对应的两组卦，它们所蕴含的理论，成为中医药理论体系中重要的组成部分。

首先看泰卦与否卦：泰，☷，卦义为变通。讲变通，最大的取象没有再超过天地变化的。就天地而言，原本天高在上，地卑在下，二者截然对立。然泰卦卦体是下乾上坤，天本在上而来居于下，地原在下面而往居于上。这一往一来交换位置，体现着天地阴阳二气的交和，使原来的对立面达到了统一。阴阳交和，天地变通，为万物的生长与繁衍创造了条件，所以孔子《象传》中用"天地交而万物通"来揭示泰卦的性质。否，☶，卦又为闭塞。泰否二卦的卦象、卦辞、卦义是相反的。否卦卦体是下坤上乾，乾天在上，阳气上腾而不下交；坤地在下，阴气下降而不上升，天地两相对立，阴阳二气不相交接，相背相绝，万物便不得雨露滋润，必然枯萎死亡，所以《象传》用"天地不交而万物不通"来揭示否卦的实质。

天地如此，人体又何尝不是如此呢？阴阳、血脉、经络、营卫之通达，就是泰象，就是健康，就是生命力；反之，就是否象，就是病态，就是衰亡。治病的过程，就是"反否为泰"的过程。泰否这一哲学思维，一直成为中医药文化中的精华，它可用于察脉诊疾，亦可用于修性养生，更可用于处理人事。"否极泰来"成为众多良医和人们生活中的一条座右铭。

其次看损卦与益卦。损，☶，卦又为减损。它是损下体之刚，益上体之柔，其卦体和卦理来自泰卦。泰卦由三阳三阴构成，而使对立暂时保持平衡；

一旦平衡被打破，对立面中就会出现有损有益的局面，即损下必益上。"损"的下卦乾体中的九三去增益上卦坤体的上六，两爻一调换，泰（䷊）就变成了损（䷨）。这一变化，揭示了这样一个道理：阴阳作为矛盾统一体的对立双方，其发展变化的规律是：此方减损，彼方必增益；彼方减损，此方必增益。增益是从衰而致盛，减损是从盛而致衰。

益，䷩，卦益为增益。它是损上体之柔，益下体之刚，其卦体和卦理来自否（䷋）卦。否卦由三阴三阳构成，而使其对立暂时保持平衡，一旦平衡被打破，对立面就出现有益有损的局面，即损上体乾的九四去增益下卦坤体的初六，两爻一调换，否（䷋）就变成了益（䷩）。这一变化，提示了这样一个道理：下卦坤体的阴柔在向上发展的过程中减损了，而上卦乾体的阳刚在衰退的过程中已进入了下卦坤体，并有所增益，阳刚的前途是无限光明的。

泰否两卦以上下二体的天地交与不交来阐明阴阳对立面的排斥对立的统一，闭塞与通达；损益两卦以上下二体的刚爻与柔爻互相的减损与增益来阐明阴阳对立面的互相转化与统一。损益二卦的哲学思想，同样深深地影响着中医药理论，在《素问·天元纪大论》中，对于自然界的五运（木、火、土、金、水）之气与三阴（太阴、少阴、厥阴）、三阳（太阳、少阳、阳明）六气之间的损与益，有一段精辟的论证，可为佐证：

"自然五运阴阳变化所表现出来的作用，在天为玄妙无穷（成为主宰万物的力量），在人为客观规律（运用它来适应自然的变化），在地为万物的生化（成为生命繁衍的基地）。由于生化的作用而产生五味，（人们明白了）客观规律就能产生无穷的智慧；天在这种规律主宰下，就能产生神妙无穷的变化。这种变化，在天表现为风，在地表现为木；在天为热，在地为火；在天为湿，在地为土；在天为燥，在地为金；在天为寒，在地为水。总的来说，（阴阳的变化）在天为无形的六气，在地为有形的五运，天地间无形的六气与有形的五运互相感化，生感万物……六气之中，此多彼少；五运之中，此盛彼衰，它们上下相互感召，使得损（减损）与益（增益）的运动变化规律明显地表现出来。"

天地自然是如此，人体又何尝不是如此。人身小天地，天地大人身。阴损则阳益，阳损则阴益；邪损则正益，正损则邪益；火损则水益，水损则火益。由此可见，泰否的思想来自乾坤，损益的思想来自泰否。而泰否、损益又都是乾坤之大用，核心在于阐明天地万物阴阳对立统一与相互转化的规律，

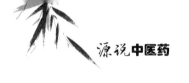

对中医药的影响极大。

8. 婚嫁与生育

《周易》中有专谈婚嫁、性交、生育的卦，这是人类社会的大事，不可不论。正因为此，所以在《序卦传》中有这样明确的论述："有天地然后有万物，有万物然后有男女。有男女然后有夫妇，有夫妇然后有父子。"

《系辞》说："乾道成男，坤道成女。""乾，阳物也；坤，阴物也。""夫乾，其静也专（它静的时候是团团的），其动也直（它动的时候是笔直的），是以大生焉（所以它能大生万物）。夫坤，其静也翕（它静的时候是闭合的），其动也辟（它动的时候是张开的），是以广生焉（所以它能广生万物）。""天地絪缊（天地阴阳之气交融密结在一起），万物化醇（最后凝固变化成万物的形体）；男女构精（男女或雌雄交合），万物化生（然后变化生生不息）。"

《说卦传》则以乾坤为父母，震为长子、巽为长女、坎为中子、离为中女、艮为少子、兑为少女。所有这些观点都是从《周易》经文中引发出来的。

在人类社会中，人类的繁衍必须靠生育；在文明社会中，生育是通过婚嫁来实施的，而女子也只有这样才能找到归宿。在下经中，有渐、归妹、咸、恒四卦，是专论婚嫁生育之事的。其中渐与归妹组成一组。渐卦的卦辞是"女归吉"，归妹卦的卦辞是"征凶，无攸利"。单看卦辞，我们很难理解其中的含义，多亏有《易传》从中加以引导，才使我们窥其实质。

渐卦《彖传》说："渐之进也，'女归吉'也。"原来渐卦是讲男娶女，女子出嫁，必须渐渐而进，经过问名、纳采、请期以至亲迎，然后到夫家，成其礼而正夫妇之道。如《杂卦传》所说："渐，女归（嫁）待男行也。"在婚嫁问题上，女子切不可主动。

归妹，是说少女出嫁。《彖传》说："'征凶'，位不当也；'无攸利'，柔乘刚也。"这是乘渐卦而言，在奴隶制社会中，对男婚女嫁是有其道德伦理标准的，如果女方先于男方去求嫁，便有女以不正从男之象，结果造成了男从女，颠倒了男尊女卑、男主女从的关系，其行失正，故为"征凶"，这种婚配就不会好结果，故为"无攸（所）利"。

但是渐，男娶女；归妹，女嫁男，正如《彖传》所言："男女匹配成夫妻，自古以来，就是天经地义的大事。就自然界而言，由于天地阴阳二气互相交合，万物才能兴作不止；就人类社会而言，由于男婚女嫁，才能生儿育女，传宗接代，因此，归妹是承前代之所终，续后代之所始。"《周易》把婚姻的重要意义、婚姻的严肃性说得多么透彻！

咸（感）卦与恒卦为一组。《周易》上经起于乾坤，下经起于咸恒。这种排列，表达了这样一种思想：天地之始，始于乾坤，始于阴阳二气；人伦之始，始于咸恒，始于夫妻。夫妻是文明世界的开端。咸卦取少男少女交感为义；恒卦取长男长女成夫妇，夫妇之道是永恒不变的。

我们以咸卦为例，通过六爻对男女相感大胆、细腻、生动的描述，从生育的角度来看，是极富哲理的。

咸卦的卦辞只有六个字："亨，利贞。取女吉。"《彖传》从三个方面挖掘了它的内涵。

一是"咸，感也。柔上而刚下，二气感应以相与"。

首先从词义上把"咸"训为"感"；感，就是感应。然后从卦体上进行分析，其卦体为䷞，下艮上兑。兑为阴卦，象柔，居上位；艮为阳卦，象刚，居下位。按照常理，阴柔是居下不居上的，阳刚是居上不居下的，但是在咸卦中，它们却一反常态，形成了"柔上而刚下"的态势，恰巧反映了天地阴阳二气相互感应、各得所求的情况，孔子先以天地阴阳相感之理来释卦名，这是从宏观而言。

二是"止而说（悦），男下女，是以'享利贞，取女吉'也"。

然后直言正题，借艮有"止"义，兑有"说"（悦）义之特点，来阐明男女感应之理：在少男少女相感应的过程中，如果是止而不悦，就不能达到双方动情的目的；如果是悦而不止，就会放荡不羁；只有在获得喜悦之后，即能止其所当止之时，相应的效果才是最佳的。所以就顺通、吉利。艮为少男，兑为少女，"男下女"是指在婚娶、交感的过程中，男始终处于主动一方，表现出男尊女卑、男主女从，这样的婚姻才是圆满的、吉利的、和谐的。

三是"天地感，而万物化生。圣人感人心，而天下和平。观其所感，而天地万物之情可见矣"。

最后，将"感应"的内涵升华，上升到包容自然人事的高度，使之成为一种规律：由于天地阴阳二气的相互交感，万物才能变化生成；由于居于上位的统治者与居于下位的被统治者的心能相互感应，这样天下就能安定和平。

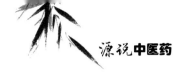

综上所观，咸卦所包含的天地阴阳二气相感、男女夫妻相感，以及圣人与民众相感的情况，对于万事万物都是通过对立面相互感应，才能构成一个统一体的普遍性规律就一目了然了。

咸卦六爻的每一爻辞，是针对男女相互感应的具体情况，对交感的过程加以细微的描述，都从人身取象，由下而上，由浅而深，六爻发展的过程就是他们相互感应、完成婚配的过程。

初六（即一爻）：咸其拇。

拇，足大趾，"咸其拇"，即男方感应女方的足拇指而欲动，以喻相感之初，不可轻举妄动，实为最初的具有挑逗性的试探动作。所以《象传》用"志在外也"来加以注释，即是求爱心理的初步外露。

六二（即二爻）：咸其腓，凶居吉。

腓，小腿肚子。在"咸其拇"之后，无论女方是没反应，还是反应良好，男方必有进一步的示好表示"咸其腓"。如果女方翻脸，即呈"凶"象；此时，男方当停止自己不受欢迎的行为，顺从对方的意思，这样方可转凶为吉；而关键在于"顺"，所以《象传》用"顺不害也"来加以注释，即告诫男方不可操之过急，要顺其自然，方可无害。

九三（即三爻）：咸其股，执是随，往吝。

在经过两次感应之后，不管对方是有反应，还是无反应，都将使男方受到鼓舞，并增加勇气，进而采取更为大胆的行动：感触女方的大腿，抚摸女方大腿上的肉。"随"，借为"隋"，《说文》："隋，裂肉也。"可解释为股部的肉。

九四（即四爻）：贞吉，悔亡。憧憧往来，朋从尔思。

在男女未交感之前，作为闺中少女，是贞洁自守寂然不动的，这便是"贞吉，悔亡（无）"，没有害处，这是自然正常现象；但是当经过男子的再三求爱，连续相感之后，少女的心终于被打动，其心绪随同少男一往一来、一来一往而相互沟通、感情融洽了，于是"憧憧（动心貌）往来"了。

九五（即五爻）：咸是脢，无悔。

脢，脊背。这一爻与上爻一样，是从少女的角度来表现的。动情的少女，此时反客为主，主动投入了对方的怀抱，去抚摸对方的背部，并对自己的大胆行为毫不后悔。

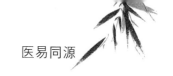

上六（即六爻）：咸其辅颊舌。

十分明显，双方相感相应，已达和谐，相互亲吻，其热烈之程度，舌动、辅（口腔）应、面颊（脸颊）从之。《中国哲学》的作者王明先生解释"辅颊舌"是"亲她的脸儿，吻她的嘴和舌"。但《象传》用"滕口说"来注释，即说话滔滔不绝，形容新婚夫妻感情很好，有说不完的知心话。咸卦至此，感道已成，少男少女结成夫妻。

继婚嫁之后，家庭便形成了。年轻的夫妻相处生情，要生儿育女，传宗接代，这是人类社会的规律。咸卦在《周易》中的地位是很高的，对生育的意义是显而易见的。暌卦《象传》说得好："天在上地在下，是分离对立的，但通过阴阳二气的相互感应构成了统一，从而发挥其生育万物的功能，却是共同的；男女的性别与体质不同，本是分离的，但是通过婚嫁往来，结成夫妻，心志相通，情感交融，从而成为一体，生育繁衍，是不可分割的。"分析得多么深刻入理。

关于生育的问题，其正常的情况是如《说卦传》中通过八卦来比拟家庭中的父母、子女的关系，所谓"乾坤生六子"，这是一个人丁兴旺的家庭。但是婚姻生育并不家家如意，夫妻称心，自古而然。所以《周易》经文中涉及了"久婚不育"和"孕而不育"两种情况。

屯卦六二爻辞中说："屯如邅如（指遭遇困境），乘马斑如。匪寇，婚媾。女子贞不字，十年乃字。"字，就是怀孕。这本是一桩堂堂正正的婚姻：新郎骑在马上，迟回难进。但这不是去抢劫，而是去求婚。婚后占问女子不怀孕的原因，被告知十年后才怀孕。《象传》补充了一句："'十年乃字'，反常也。"

我们的先人已认识到这样一点：久婚不孕，这是违反常规的。由于《周易》不是医书，对此不可能做深入的讨论。对久婚不孕的女子，其命运是可想而知的。例如归妹卦上六（第六爻）中说到柔弱无生育能力的女子，对男方来说，娶妻等于无妻，这样女子的一生是悲惨的。但是在渐卦九五（第五爻）中讲到一个结婚三年不曾怀孕的女子，她并没有受到欺凌，也没有被休弃，这是极少数的幸运者。渐卦九三（第三爻）中讲到一位因丈夫出征未归而怀孕流产了的妇女，"夫征不复，妇孕不育"，《象传》解释说："妇孕不育，失其道也。"指出流产的原因是在于没有掌握好保胎的方法。

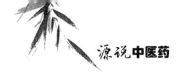

9. 病种与药物

《周易》的经文中，记载着一些疾病的名称，虽属偶涉，但弥足珍贵。按病种归类，有内、外、妇、眼、耳及精神病诸科；病的名称有泣血（哭出血泪）、眇（瞎了一只眼）和跛（腿瘸）、不育和不孕、疑疾（多疑症）和折其右肱，《说卦传》中还提到了心病和耳痛症。此外，还记载了致人伤残的酷刑：灭鼻（又作劓）、灭耳、灭趾、刖等等。

无论是生病，还是刑伤，均需诊治，这就给当时的医学提出了新的课题：诊疾疗伤，一要有药物，二要有法则。经文中提到的药物，虽然品种很少，但仍十分可贵。有茅茹和苞桑（否卦）、枯杨和白茅（大过卦）、杞和包瓜（姤卦）、蒺藜（困卦），以及在《系辞》中提到的"兰"等。至于诊治法则，《周易》提出了据证推本、贞卜转归的思想。治疾疗病，在当时，一方面要贞卜（即占卜），另一方面要用药物来"损其疾"。如损卦六四爻辞所说："损其疾，使遄（快速）有喜，无咎。"损，为减损，减轻；遄，为快速。是说对病人要减轻他的疾病，使他快速好起来，有喜，无害。此外，还提出不用药物，让疾病自愈的法则。无妄卦九五爻辞说："无妄之疾，勿药有喜。"是说有点小毛病，切勿用药去治疗，让身体自己的抵抗力来战胜疾病而"有喜"，所以《象传》加了这样一名注释："'无妄'之'药'，不可试也。"这不就是后来"有病不治，常得中（符合）医"（即有病与其被庸医误，还不如不治，反而常能符合医理）的思想的先导吗？

10. 饮食与健康

在上古时代，由于生活条件艰苦，致使许多疾病皆起因于饮食，在《周易》经文中，也涉及了这方面的内容。

例如噬嗑卦，噬就是以齿咬物，嗑就是合口；噬嗑即以牙齿咬开食物，然后合口咀嚼。在其六三爻辞中说："噬腊肉遇毒，小吝，无咎。"吃腊肉，碰到了毒，小小的困难，无害。这个"毒"，不同于今天有毒的"毒"，《说文》："毒者，厚也。"是说毒为恶苦之味，腊肉因时间太久有一种陈腐的气味，变了质。"遇毒"，即今天所说的"食物中毒"。这条爻辞可以说是我国古代文献中有关"食物中毒"的最早记载。

在鼎卦中，提到了"亨饪"。"亨"通"烹"，是煮的意思；饪，是熟的意思。这种"亨饪"，是用木生火，把鼎中的生食煮熟。鼎卦反映了人类彻底结束了茹毛饮血的历史，从而真正进入熟食时代，食物发生了质的变化，意味着人类健康水平的提高。非常可贵的是，在鼎卦九二爻辞中，有这样的记载："鼎有实，有仇（配偶，指妻子）有疾，不我能即"，实，实物，即食物。提出了不能和有病的妻子共食，说明我们的先人开始有了"疾病能传染，影响健康人"的隔离意识。

《周易》中有一个井卦，专门论及井与人们生活的关系问题。饮水是人们生活中的一件大事，井是饮水的主要来源之一。井之水取之不尽、用之不竭，无论是养人还是养物，都不会有竭尽之时，所以《象传》用"井养而不穷也"来揭示井卦的内涵。在卦辞中，提出"改邑不改井"，充分说明井在人们生活中的重要地位。古时实行井田制，八家为一井，四井为一邑，这一邑中的三十二家，聚集成一个村落，共饮一井之水。村落（即邑）是可以迁移的，但井却不能移动，正因为如此，井才能取之不竭，存之不盈，无有穷尽之时。爻辞中讲到了对井的保养，要经常淘井，不可使之废弃；还提到要注意井水的清洁，"井泥不食"；要防止井壁的陷塌，所有这一切都充分说明，我们的先人十分重视井、饮水、健康三者之间的关系。保护和爱惜水源、河流，无论古今都是关系到人类生存的大问题。中国是淡水极度缺乏的国家，水对中国的发展和子孙后代比什么都重要，从井卦中我们应该清醒地领悟这一点。

中医哲学

中医学是世界古代五大传统医学之一，也是唯一流传至今仍在不断发展的传统医学。中医学具有如此强大的生命力，就在于它具有完整的理论体系，而中医学的理论又以古代哲学为坚实的基础，并与当时自然科学发展水平对其影响是分不开的。

春秋战国时期，政治经济发展较快，农业、手工业、科学技术等各门类自然科学也发展迅速。古代哲学蓬勃兴起，各学派先后诞生，是诸子百家争鸣、学术空气相当活跃的时代。

中医学经过数代传承，已积累了大量临床经验，并得到其他各门类自然科学的相助，在这种形势下，古代医家又把当时先进的哲学思想——阴阳五行学说、精气学说引入医学，至两千多年前的秦汉时代，中医学的理论体系就已形成，至今仍广泛应用于中医临床。

一般认为，中医理论体系的形成是以《黄帝内经》为标志，从它所记载的内容来看，系秦汉时代的作品，故认为中医理论体系形成于秦汉时代。然而，中医的哲学思想则起源于《周易》，故有"医源于易"之说。《周易》是群经之首，百学之源，成书于殷周（前770年左右）之时，是中国古代哲学思想之源。《周易》以阴阳为说理工具，建立了一个完整的哲学体系，其主要思想是把天地万物的变化，归结为阴阳对立统一的结果。阴阳是自然界万物生成、发展和消亡的内部动力，自然万物普遍存在着阴阳对立统一两个方面。

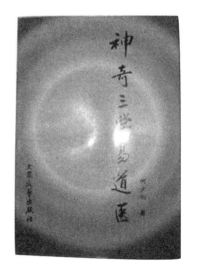

一部阐述中医哲学的著作《神奇三学易道医》

道家创始人老子把《周易》中的阴阳观念引入道家，解释自然万物的起源，建立了道家的哲学体系，其他学派又用道家哲学解释自己学派的观点，进而形成了以阴阳学说为主导的中国古代哲学体系。

古代医学应用对立统一规律解释人体生理病理，也形成了中医的哲学思想。这一思想贯穿于整个中医理论体系，成为中医学的指导思想和理论基石。

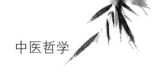

析说阴阳

阴阳概念始于古人对自然现象的观察，大约产生于原始社会的末期。当人们站在山冈上，看到山的南坡阳光充足，植物生长繁茂；山的北坡却冷暗不见阳光，植物低矮不荣，两边的差别十分明显，从而产生了以阳光是否充足为依据的明暗观。它是以实物为基础，是十分具体的。随着时间的推移，先人们观察到越来越多的事物，都存在两种既对立又依赖的关系，如高低、黑白、快慢、寒热、冷暖、动静、上下等等，从而形成一种两极思维和一元分类法，于是便将具有上升、向外、明亮、温热、兴奋、运动、化生等特性的事物归属于阳；将具有下降、向内、晦暗、寒冷、抑制、静止、养育等特性的事物归属于阴。阴阳就从针对具体事物而变为抽象概念，并逐渐成为中国传统文化的思想主干，为古代哲学的思维模式，用以说明万事万物的发生、发展和变化规律。

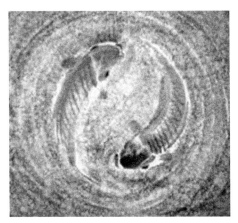

生动而艺术化的阴阳解析图

作为哲学词语，它最早见于《老子》一书。老子最经典的论述是："道生

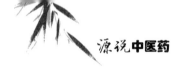

一、一生二、二生三、三生万物。万物负阴而抱阳，冲气以为和。"这后面两句的含义是：万物禀赋阴阳二气的相交而生，这阴阳二气，互相激荡，进而生成新的和谐体，始终调养万物。在这里，老子第一次明确提出宇宙的阴阳二气与万物的生化密不可分，使"阴阳"具有了哲学的内涵。

真正把"阴阳"上升到自然规律高度的是孔子。孔子在为《周易》作传注时，十分明确地把蕴藏在其中的"阴阳"哲学，用准确的哲学语言表达了出来："一阴一阳之谓道""阴阳不测之谓神""阴阳之义配日月""阴阳合德，刚柔有体"……

在自然科学中，人们用阴阳学说研究天文地理，以此解释四季变化和万物兴衰。在医学领域中，医家们以此论述人体的生理功能和病理变化，以及防治疾病的经验。中医学的经典《黄帝内经》就是以阴阳来阐明医学原理的。阴阳这一观念对中医学的影响极大，使中医学成为偏重研究人体功能状态，而忽略器质变化的学科。

一、太极图——中医文化的标志

中医学以太极图（又称阴阳鱼）作为行业标志是具有历史渊源的。太极图常见于中医古医籍之中，古代药店也常以它作为招牌，即在店门口两边各挂一串膏药，膏药下面是一条鱼，左右两边合起来便形成了"阴阳鱼"。用阴阳鱼作为中医志徽，是为了说明中医理论体系的形成与《周易》和阴阳学说有关。此外，另有一个含义，是说医生和药铺就像鱼一样，昼夜睁着眼睛，随时能为病人看病、取药。

太极图是古人认识、研究客观世界的总结，是古代哲学思想的核心内容，也是对阴阳学说的最佳表达，是对自然界一切事物发生、发展和变化规律的高度概括，它包含以下几个方面的内涵：

1. 太极图以外周圆形表示宇宙充满元气，宇宙中的万物均是永恒运动的，往复循环，无始无终。

2. 圆周内的黑白鱼以"合二为一"表示太极。太，是极大；极，是最高最远，至尽无余。太极，是说宇宙广阔无垠，是万物的根基。所以宋代理学家朱熹说："总天地万物之理便是太极。"以"一分为二"表示阴阳，其要义是言自然界各种事物均是相互对立而又相互依赖的。孔子的"一阴一阳之谓

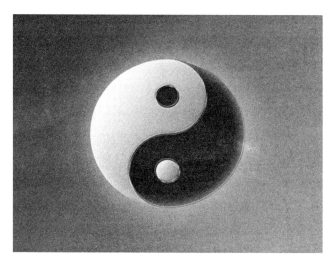

太极图俗称"阴阳鱼"，是中华祖先对阴阳哲学最形象、最全面、最智慧、最概括的阐释

道"，就是这个意思。

3. 左侧为白鱼，头向上，属阳；右侧为黑鱼，头向下，属阴。古人认为左侧为东方，是阳气（太阳）升起之道路；右侧为西方，是阳升下降之道路；同时，在上的阳升（天气）需下降，在下的阴气（地气）需上升；阴阳二气，此升彼降，彼升此降，运动不息。

4. 白鱼与黑鱼之间由一条反"S"形曲线分开，这说明事物的阴阳是彼此相互依赖、相互为用的。同时，也指出事物是负阴抱阳，任何一方均不能脱离另一方而单独存在，事物的阴阳双方既对立又统一，彼此协调和谐而又相互制约，共同维持阴阳双方的动态平衡。

5. 太极图还表示事物永远处于不停运动的状态，其方式是阴消阳长、阳消阴长的不断变化过程，而反"S"曲线是阴阳量变到质变的分界线。当事物的阳发展到了极点，就转化成为阴；阴发展到了极点，就转化成为阳。"阳极反阴，阴极反阳"，是一切事物的发展变化必然规律。

6. 阴阳鱼的黑白鱼眼又是一个小太极，说明阴中有阳，阳中有阴，阴阳之中可再分阴阳，事物的发展是无限的，事物划分阴阳也是无限的，是无穷尽的。同时，还说明了孤阴不长、孤阳不生的道理。

中医学以阴阳鱼为思维模式，来阐述人体生理病理变化。人的健康状态是阴阳处于动态平衡的协调和谐状态，即人体内环境的稳定状态；阴阳失调

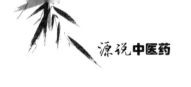
则是人体的疾病状态：常表现为阴阳偏盛（阳盛为实热证，阴盛为实寒证）和阴阳偏衰（阴虚为虚热证，阳虚为虚实证）四大类基本表现；而"阴阳离决，精气乃绝"则是人的死亡状态。

阴阳鱼是古人的自然观，也是传统文化艺术的美学观。中国传统民俗文化很讲究和谐、对称、均衡。要求阳刚与阴柔协调，形成一体，阳刚之美，偏重形健有力的运动气势，追求高大、方正的雄壮之美；阴柔则注重宁静、安然、濡润之态，追求娇艳、优雅、含蓄之美。阳刚与阴柔，往往共存于一体之中。

二、人是阴阳合一的统一体

阴阳对立统一规律，普遍存在于世界万物之中，事物的阴阳对立双方，是通过彼此制约而达到协调状态的。天地、云雨、阴晴、寒热等，均是彼此制约协调，共存自然界，人体也是如是。"人生有形，不离阴阳"，人的形体本身就是一个阴阳对立协调的整体，中医理论就是运用阴阳规律，说明人体的组织结构、生理功能和病理变化，指导临床诊断和治疗疾病。

人体组织结构的阴阳属性分类

部位	阳	阴
人体	体表	体内
躯干	背腰部	胸腹部
四肢	外侧、左侧	内侧、右侧
经络	手足三阳经	手足三阴经
脏腑	六腑	五脏
五脏	心、肺	脾、肝、肾
心肺	心	肺
肝肾	肝	肾
脾胃	胃	脾
心	心阳	心阴
气血	气	血
气	卫气	营气
功能与物质	脏腑功能	营养物质

中医以阴阳说明人体组织结构，其概念是相对，是有不同层次区别的，否则容易引起概念上的混乱，如胸与背分阴阳，胸为阴而背为阳；若以胸腹分阴阳，则胸在上为阳而腹在下为阴。又如就五脏分阴阳，心与肺居于胸部均属阳；若再以心肺分阴阳，则心属阳而肺属阴，如此等等。

人的整个生命运动过程，也是人体各层次阴阳相互资助、相互制约与消长，甚至转化的过程，其最终目的是为了维持整体的协调和动态平衡，完成人体的正常生理功能。人体的健康，是各个局部阴阳保持协调状态得以实现的。如心的心阴与心阳彼此协调，则心的功能活动就能得以正常发挥。心属阳，肺属阴；肝属阳，肾属阴；胃属阳，脾属阴；心与肺，肝与肾，胃与脾，保持阴阳协调，则五脏就能发挥正常的生理功能。五脏属阴，六腑属阳，五脏之阴与六腑之阳维持动态平衡，则体内阴阳协调；体内属阴，体表属阳，体内之阴与体表之阳保持动态平衡，则整体阴阳均衡，人体内环境稳定，各脏腑组织功能协调，则人体健康无病。《黄帝内经》称之为"阴平阳秘，精神乃治"（阴气平顺，阳气固密，精神也就正常）。

可见，古代医生用阴阳阐述人体的自我调控系统，认为维持各层次阴阳的协调，是使整体健康的关键。人体健康状态下的新陈代谢，是依靠各个脏腑阴阳消长运动完成的，是一种不可逆的向前发展运动，它主持着人一生的生命活动，使人从小到长大，从壮年到老年。故明代著名医学家张介宾说："医道虽繁，而可以一言以蔽之者，曰阴阳而已。"

三、人体是阳刚与阴柔的协调体

事物阴阳双方对立统一，相互制约与协调，取决于事物本身的阳刚阴柔的特性，阳刚阴柔、阳动阴静、阳升阴降、阳杀阴藏、阳生阴长、阳化气阴成形，这种动静不已、升降相因、刚柔相济，从而源源不断地化生新的事物。《周易》把阴阳这种有规律的运动称之为"道"，"一阴一阳之谓道"；其变幻莫测的表现称之为"神"，"阴阳不测之谓神"，阴阳运动规律就是道与神的统一。

一年四季，由于自然界寒热温凉的阴阳气候变化，产生了大地上的春生、夏长、秋收、冬藏的植物生长周期，这个周期又为动物提供了营养来源和生存条件，维持了自然界生态平衡，也说明了事物的阳刚阴柔，是贯通天地的，

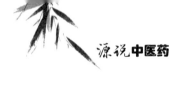

也是万物生长衰亡的根源。

在人体生命过程中，阳刚动于外，卫气行于体表，形成屏障，可保护体内属阴的营养物质，防止其外泄；阴柔静于内，营养物质藏于体内，为脏腑功能之阳气提供物质基础。"阳根于阴，阴根于阳"，阴柔与阳刚，互根互依。脏腑发挥其功能的时候，就会消耗营养物质（即阴）转化为能量（功能之阳气）；同样，营养物质又是由各脏腑功能活动化生的。前者是有形的，后者是无形的，故有"阳化气，阴成形"之说。

就阴阳的主从而言，道家认为阴为主，阳为从。老子言"以柔克刚"，"静则制动"。儒家认为"阳尊阴卑"。中医学对于阴阳主从，观点也不同。《内经》认为，事物虽有阴阳刚柔的特性，强调的是阴阳互根协调。而后世医家既有强调人体之阴，又有重视人体之阳的不同学派。

元代名医朱丹溪认为，人体阳气属功能，容易化生；而阴液属物质，消耗后，不易产生，提出了"阳常有余，阴常不足"的理论，在临床上重视滋补阴液，故被称为"养阴派"。这一理论对于治疗高血压等心血管系统的疾病，具有良好的指导作用。

明代名医张介宾认为，"人之大宝，只此一息真阳"，十分重视肾阳在人体中的作用，临床常用温热药物，以温补阳气，故被称为"温补派"。

人体生命之本，是脏腑阴阳处于生化不息的永恒运动之中，在新陈代谢的过程中，产生的物质可分为清阳与浊阴两大类。清阳是有营养的精微物质，浊阴是代谢后的糟粕。清阳上升，通过肺的宣发输布周身，供给全身营养；浊阴下降，生成尿液和粪便，排出体外。因此，人体整个新陈代谢的过程，就是脏腑之气升降出入的运动过程。所以就人的整体而言，并不存在阴阳的主从问题，阳刚阴柔在人体中永远是协调和谐的。

四、人体反馈调节与阴阳消长

人体是一个精密无比的自我调控系统，中医以阴阳消长相互作用论述人体各脏腑间的自我调控。脏腑的兴奋状态属阳，抑制状态属阴，在人的生命过程中，脏腑的兴奋与抑制总是交替着。就一天而言，白天为阳，夜间为阴。在白天，脏腑功能处于兴奋状态，为阳偏盛；在夜间，脏腑功能处于抑制状态，为阴偏盛。脏腑的这种阴阳相互制约，共同维持人体正常的生命活动。

此外，若某脏腑功能处于高度兴奋状态，阳盛达到一定限度，则会产生反馈作用，阳极转阴，脏腑功能便转向抑制状态。反之，若某脏腑功能处于高度抑制状态，阴盛达到一定限度，也会产生反馈作用，阴极转阳，脏腑功能便转向兴奋状态。阴阳的彼此消长，反馈调节，维持人体的阴阳协调，是人体自我调控的基本方法，可调节正常生理范围内的阴阳偏盛与偏衰，使脏腑功能恢复正常。

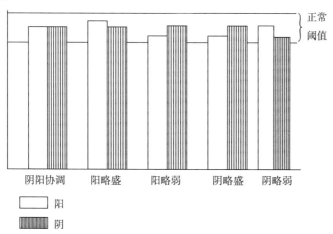

生理范围的阴阳协调示意图

当某种致病因素作用于人体，超过了自我调控的范围，就会出现阴阳失调的病态，基本表现为阴阳偏盛或偏衰两个方面。

阴阳偏盛为体内邪气过盛，但正气不虚，正邪交争十分剧烈，其疾病性质为实证。

阳盛　又称实热证，多因外感热邪，或饮食积滞，五志（指喜、怒、思、忧、恐五种情志的变动）化火，以致阳热内盛，阴不制阳，表现为身热、面红目赤、口渴喜冷水、烦躁、尿黄便干、舌红苔黄等等，这些就是人们常说的"上火"了。"热者寒之"，治疗需采用寒凉的药物，或其他泻火的方法，清除体内的火热之邪，恢复阴阳协调状态。

阴盛　又称实寒证，多因外感寒邪，或过食生冷，以致阴寒内盛，阳不制阴。表现为形寒肢冷、全身疼痛、舌青脉迟。若寒邪束表，除上述症状外，还有恶寒、无汗、鼻塞流清涕等表寒证；如寒邪直中肠胃，则脘腹冷痛剧烈吐泻清稀等等，这就是人们常说的"着凉"了。"寒者热之"，治疗要使用温

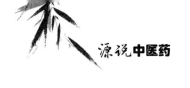

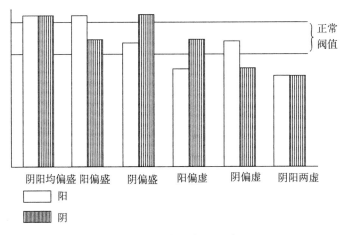

病理状态阴阳偏盛偏衰示意图

热药物或其他祛寒的方法，如针灸、理疗，以驱除体内的阴寒之邪，恢复阴阳协调状态。

阴阳偏衰是体内正气不足，但邪气亦不盛，邪正交争不十分剧烈，其疾病性质为虚证。

阴虚　多因年老体弱，热病后期，人体阴液大量耗伤，阴不制阳，阴气相对偏盛，以致阴虚内热，又称虚热证。临床表现为潮热、盗汗、口燥咽干、尿短赤、舌质红等等，治疗可采用滋阴降火之法，使体内的阴液得以补充，则阴能制阳，恢复阴阳协调状态。

阳虚　多因劳累过度，慢性疾病日久，或人体阳气大量耗伤，阳气不能温煦机体。心阳虚常伴有心悸气短，胸闷；脾阳虚常伴有脘腹胀满，隐隐作痛，食欲不振；肾阳虚常伴有腰膝冷痛，下肢浮肿，男性阳痿、早泄、滑精，女性阴冷、月经不调。治疗需助阳益气，使体内阳气充足，达到阴阳协调，恢复健康。

五行学说

"五行"观念的萌生，稍晚于阴阳。作为"五行"的具体内容金、木、水、火、土，则早已被人们认识，并把这5种物质称为"五材"，认为是人们生活中不可缺少的东西。金，泛指一切金属；木，是树木花草及一切木质的东西；水，包括云雨雾露和江河湖海中的水液；火，包括雷电、灶火、灯火；土，包括山石、土壤。这些是自然界、人们的生活环境周围广泛存在的物质，也是人们必需的生活资源。五材只指5种具体的东西，没有其他含义。

五行最早专指"五星"的运行。五星包括水星（辰星）、火星（荧星）、金星（太白星）、木星（岁星）、土星（填星），且人们用五行来解释五星的运行规律。

到了春秋时期，随着人们对客观世界的认识水平不断提高，古代哲学家们感到只用"阴阳"来解释世界万物的生成、发展和变化规律已经不够完善了。因为阴阳只能说明两种相互联系的事物之间的关系，而多种事物之间的更为复杂的关系就难以概括了，于是就把论述五星运行的观念——五行用于五材，借以说明金、木、水、火、土5类物质之间的关系。此时，五行也就具有了抽象的哲学内涵。

战国时期，阴阳家邹衍把阴阳与五行结合起来，并进一步发挥，形成了一个涵盖天地、人间的思想体系，可向空间、时间两个方面广泛渗透，从而形成了学说，成为中国古代的传统观念和思维模式。五行学说与阴阳学说相比，就在于能说明自然界多种事物之间更为复杂的关系。五行不仅代表5类不同性质的物质，也代表5种功能属性。金、木、水、火、土是组成自然界万物的5种基本元素，世界上所有的物质，无论多么复杂，均可用五行进行归纳，说明其事物所具有的特性及其相互关系，并采用比类取象、直接观察的方法，揭示自然界之间、人与自然界之间、精神与物质之间的异质同构关系，认为宇宙万物之间存在共通的结构。

古代医家在把阴阳学说作为理论基石的同时，又吸收了五行学说，用以更深入地解释脏腑的生理功能和相互关系，以及人与自然之间的复杂关系，进而深化并丰富了中医学的理论。

一、五行——中华文化的独特产物

与阴阳观念的产生一样，五行观念也是我们的先人在生产实践中，通过对某些自然科学知识的探索而产生的，并试图通过这5种基本物质的内在关系来把握世间万物的特性与联系。在商周之际，五行观已广泛应用于民间。在学术界有一种观点，阴阳观念主要起源于南方吴越民族，五行观念主要起

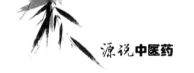

源于北方的商周民族。我国古代文化就是由北方商周文化和南方吴越文化融合而成的。

五行观念，最初起源于古人对天象的研究，因为人类在从事农业和畜牧业时，必须首先要掌握时间、方位及气候变化，这是生产和生活实际所需要的。

人们在长期观察天象的过程中，首先发现太阳系中九大行星中有 5 个经常有规律地出现，这五个行星就是金星、木星、水星、火星和土星。古人以恒星为背景，对日月、星辰进行了详细观察，并把天体划分为四大星区，每区有七星，共计二十八星宿。四大星区就是东、西、南、北四个方位，之后又根据五大行星所在区域及其颜色的不同，把五方、五色分别归属五行。五星本身并不发光，是太阳光的照射使其产生不同颜色。水星所在区域的天空为浅黑色，木星所在区域为青色，火星所在区域为红色，土星所在区域为黄色，金星所在区域为白色。是五星使其所在方位呈现出不同的颜色。可见，古人在建立五星概念的同时就认识到五星与五方、五色之间的密切关系，并根据五大行星有规律运行这一特点，把五星称为五行。

五行观念的形成，是古代中国人探索世界万物起源、把握事物之间关系的一种最初尝试，它蕴含着古人对自然界事物的整体性、特征的探索成果。五行观念构成了中国人的思想规律，广泛渗透于社会意识形态的各个领域，并不同程度地被各家学派所吸收。经学大师以此解释经学伦理，民间则用此预测天地人事的变迁、祸福安危、疾病生死等等，以避免自己受到伤害。五行中某些科学的思维方法，也成为推动我国古代科学技术向前发展的积极因素。特别是在中医学领域，运用五行学说说明人体生理结构和发病原理达到了相当高的水平。

五行学说的创始人是战国时期著名阴阳家邹衍。五行学说认为，世界上任何事物都可以根据其特性归属于五行，每一类事物之间和事物内部也具有与五行运动相适应的规律。

以方位而言，可分为东、西、南、北、中，以符合五行规律；以时间而言，分为春、夏、长夏、秋、冬，构成五季，长夏与中相对应。方位与季节的密切关系，说明了时间与空间的相互关系。古人发现，在一年的不同季节，北斗星斗柄所指方位是不同的，是有一定规律的：北斗星斗柄指东方为春季，指南方为夏季，指西方为秋季，指北方为冬季，这是方位与季节的对应关系。

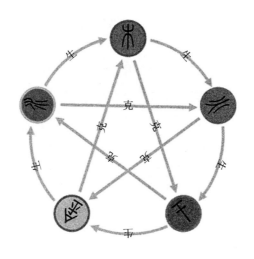

五行图

气候与方位、季节也有相应的规律：东方、春季，气候温暖；南方、夏季，气候炎热；西方、秋季，气候干燥；北方、冬季，气候寒冷。就方位、季节、气候三者之间的规律，用五行加以论述，便可掌握自然界万物之间的相互关系。如自然界植物生长、成熟的周期与季节气候相适应，即春生、夏长、长夏化、秋收、冬藏。也就是说，植物在春天发芽，夏天长大，长夏（约农历六月）则变化成各种不同状态，秋天成熟收割，冬季是贮藏的季节。一年的循环规律是古人最早认识到的，这些规律与人类的生活、人体本身有着密切关系，人体之气在一年四季的变化过程也是有春夏外泄、秋冬内藏的特点。

二、五行包容了自然万物的属性

关于五行的属性，早在《尚书·洪范》中就明确指出："水曰润下，火曰炎上，木曰曲直，金曰从革，土爰稼穑。"水的特性是湿润寒凉，向下运动的；火具有炎热向上的特征；金的特性是洁净、内敛；木的特性是生机旺盛、枝条自然伸展；土能够供给植物生长必需的营养。五行学说可根据事物本身的特性，分别归属于五行，并认为同一属性的事物具有相同的特点，彼此之间也有相互协助的关系。"同气相求"（指同类的事物互相感应）是自然界的规律，这一模式可用五行理论加以描述，自然界和人体均存在一个完整的五行系统。

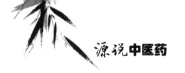
事物的五行属性表

五畜	五果	五谷	五臭	五味	五色	五化	五气	五季	五方	五行	五脏	五腑	五体	五官	五华	五志	五神	五液	五声	五音
鸡	李	麦	臊	酸	青	生	风	春	东	木	肝	胆	筋	目	爪	怒	魂	泪	呼	角
羊	杏	黍	焦	苦	赤	长	暑	夏	南	火	心	小肠	脉	舌	面	喜	神	汗	笑	徵
牛	枣	稷	香	甘	黄	化	湿	长夏	中	土	脾	胃	肉	口	唇	思	意	涎	歌	宫
马	桃	稻	腥	辛	白	收	燥	秋	西	金	肺	大肠	皮	鼻	毛	忧	魄	涕	哭	商
猪	栗	豆	腐	咸	黑	藏	寒	冬	北	水	肾	膀胱	骨	耳	发	恐	志	唾	呻	羽

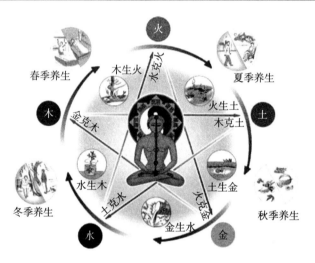

五行学说充分体现了"天人合一"的观点

事物归属五行的原则，自然界以季节、方位为准，其他事物是根据不同时间和方位的关系，分别归属于五行的每一系统。人体是以五脏为基础归属于五行，人体其他组织和功能则因与五脏的关系，是分别归类于五行系统的。

木系统 具有生机勃勃、自由伸展的特性。春季气候温暖多风，是植物发芽生根的时节，大地呈现一片青色，果实青色时味酸，果核又是植物发芽生根的基础，故这些与春季有关的东西均属木。东方是太阳升起的地方，早晨是太阳升起的时候，故东方、平旦（早晨）也属木。人体中的肝脏主疏泄，能调畅人体气机（泛指人体各脏器官的生理性或病理性活动），充满生发之气而属木。

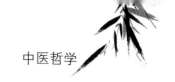

胆与肝相表里，肝在体为筋，爪甲为筋之余气化生，肝开窍于目，在液为泪，肝血可养魂，过怒伤肝。凡与肝相关的组织和功能，均与肝同属五行之木系统。

火系统　具有温热向上的特性。夏季气候炎热多暑，是植物长大的时节。火的颜色为赤色，烧焦之物为苦味，同时苦味的药物也能清热。果实的脉络、杏、羊肉均具有温热的特性，也属火。南方气候炎热，中午是一天中最热的时候，故南方、日中（中午）均属火。人体之心脏主血脉，具有旺盛的阳气而能推动血行，故心属火。小肠与心相表里，心在体为脉，面部血脉丰富。心开窍于舌，在液为汗，心血可养神，过喜伤心。凡与心相关的组织和功能，均与心同属五行之火系统。

土系统　具有长养万物，连及四方的特性。长夏（农历六月）为多雨季节，湿气偏盛，植物在这一季节变化成为各种不同品种的果实，水果的肉质（如大枣）多有甜味，可供给人体营养，具有五行之土长养、淳厚的特性。土的颜色为黄色，方位居中央，一日之下午（日西）均属土。人体的脾脏具有运化水谷的功能，为气血生化之源，故脾属土。胃与脾相表里，脾在体为肌肉，开窍于口，其华在唇，在液为涎。脾藏意（意志），过思伤脾。凡与脾相关的组织和功能，均与脾同属五行之土系统。

金系统　具有洁净、收敛、肃降的特性。秋季天高气爽，气候干燥而凉爽，是植物成熟收获的时节，果实之壳具有坚敛的特性，属金。古代最早冶炼成功的金属为锡，呈白色，亦属金。太阳从西边降落，为一日之日入（黄昏），具有收敛、下降的特点，也属金。人体之肺脏喜洁净，其气清肃向下，大肠与肺相表里。肺主皮毛，开窍于鼻，在液为涕，肺藏魄，过度忧愁、悲伤，则使肺气消散。凡与肺相关的组织和功能，均与肺同属于五行之金系统。

水系统　具有湿润、寒凉、向下流动的特性。冬季气候寒冷，是万物内藏深处的时节，果实中的果汁（濡）、咸味可滋润人体，均属水。北方为黑色，均属水。人体肾脏主水液代谢，肾阴可滋养全身，故肾属水。膀胱与肾相表里，肾在体为骨，肾藏精生髓，是头发生长的营养来源。肾开窍于耳，在液为唾，肾藏志（技巧），过恐伤肾。凡与肾相关的组织和功能，均与肾同属五行之水系统。

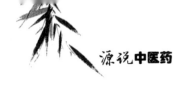
三、人体稳态与五行的生克制化

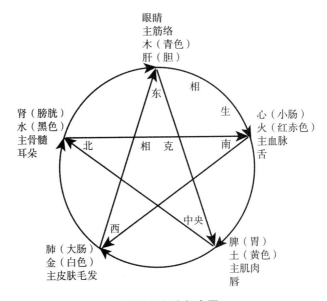

中医五行相生相克图

　　人体生理功能由于这种协调的运动，才呈现出和谐的规律，同时自然万物也具有共同的外圆内星的五行结构模式，并按这一共同规律运动。

　　五行反映的宇宙模式也受到国外学者的重视。他们认为，外圆内星的五行图是宏观宇宙和微观宇宙动力模型的最简单形式，它揭示了人体和自然界各种事物相互关系的主要规律。五行动力模型在科学和医学上均具有很高价值。

　　五行的相生、相克是说明事物在正常情况下的自动调节机制，称之为制化调节，以此维持事物的正常发展。

　　制化调节的规律为：

　　木克土，土生金，金克木，木不亢不衰，使火得以正常生化。

　　土克水，水生木，木克土，土不亢不衰，使金得以正常生化。

　　水克火，火生土，土克水，水不亢不衰，使木得以正常生化。

　　火克金，金生水，水克火，火不亢不衰，使土得以正常生化。

　　金克木，木生火，火克金，金不亢不衰，使水得以正常生化。

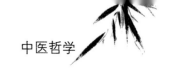

中医哲学

人体也是如此。五脏系统也是通过五行生克制化调节规律，维持其正常的生理功能的。在人的整个生命过程中，五脏之间就是相互资生、相互制约的，共同维持整体的内环境的稳定状态。

中医强调"天人合一"，具有取类比象的思维方式，并运用五行学说来解释生命。肾具有排泄小便、调节人体水分平衡的作用，与水的特征类似，故属水；肝具有调畅情志、疏泄气机的作用，与木的特征类似，故属木；心具有推动血液运行与温煦机体的作用，与火类似，故属火；脾具有运化水谷精微的作用，为人体后天之本，与土类似，故属土；肺具有呼吸、沉降气机的作用，与金类似，故属金。

五脏相生的顺序是：

肾藏精，属水，可滋养肝阴，防止肝阳上亢。

肝藏血，属木，可助心运血。

心主血脉，属火，可温煦脾阳，助脾运化。

脾主运化，属土，上输于肺，可生成肺气。

肺主肃降，属金，使水液下行，可助肾阳完成水液代谢。

五脏相克的顺序是：

肝木的疏泄功能，可防止水谷壅滞脾胃。

脾土的运化功能，又能制止肾脏水液失调，产生水肿。

肾水上济于心，可防止心火亢奋。

心火可制约肺金之气肃清太过。

肺金之气下行，可防止肝阳上亢。

五脏之间的生克制化调节规律，在日常生活中可维持人体各种功能活动处于相对稳定。然而，人体在生命活动过程中又经常受到各种致病因素的干扰，使内环境也常常处于波动状态。五行生克制化调节也只能使人体处于一个相对稳定的范围，当某种致病因素的干扰太强，超过了人体自我调控的限度，人体的稳态就会遭到破坏，从而处于疾病状态。此时，五行生克就没有作用了，就会产生五行胜复调节。

四、疾病状态与五行的乘侮胜复

事物正常的生克制化调节受到破坏，就会出现相乘相侮的异常现象，对

·101·

人体而言，这就是病理现象。

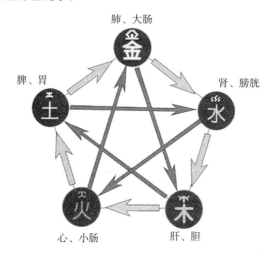

中医五行图

五行相乘 乘，就是乘虚侵袭；相乘，就是相克太过，其顺序与相克一致。相乘是超过了正常制约，克制太过而成为病害。造成相乘的原因有两个方面，一是五行中某一行过分强盛，对其所胜（被克一方）的克制太过，致使被克一方不足；另一原因就是五行中某一行过分虚弱，对其所不胜（克我）一方的正常制约不能承受，而更加虚弱。如木克土，当木气过盛，或土气不足时，均可造成木乘土，而致土气虚弱患病。

五行相侮 侮，是恃强凌弱；相侮，是反克，与相克的顺序相反。相侮的原因也有两个方面，一是五行中我克的一方虚弱，对其所胜（被克）一方制约不及；另一原因是被克的一方过强，不受我克（所不胜）一方的制约，反而克伐其所胜，最终导致我克一方虚弱不足而患病。如金克木，当金气不足，或木气过盛时，均可造成木侮金，而致金气虚弱患病。

用于医理，相生，是借木、火、土、金、水 5 种物质之间相互滋生和促进的关系，来说明脏腑相互协调的生理现象。其顺序是木（肝）生火（心）、火（心）生土（脾）、土（脾）生金（肺）、金（肺）生水（肾）、水（肾）生木（肝）。

相克，是借 5 种物质之间互相制约和排斥的关系，来说明脏腑之间相互制约的生理现象。其顺序是木克土、土克水、水克火、火克金、金克木。

相乘，是借5种物质之间互相过分制约和排斥的反常变化，来说明一脏偏亢，导致另一脏偏虚的病理，如肝过亢，可乘袭脾脏。

相侮，是借5种物质之间的反克现象，来说明五脏的病理变化，如正常情况下，金可克木，若金气不足，或木气偏亢，木就会反过来侮金，出现肺金虚损而肝木亢盛的病证。

相生、相克和相乘、相侮之间的区别是，相生和相克是论述事物在常态下的正常制约关系，相乘和相侮则是事物在非常态下的异常现象。相乘是事物之间的过分克制，相侮是事物的反向克制。

当事物的稳定状态被破坏，出现相乘和相侮的反常时，就需要五行胜复调节，以纠正一时的偏盛或偏衰，使之恢复到原来的协调稳定状态。

五行胜复调节的"胜"指胜气，是事物因某种原因而导致某一行之气过强，从而产生过盛之气。"复"是指复气。复气是事物的五行系统中，为了恢复由于胜气造成的失调状态而产生的。事物的五行系统中，当某一行太盛，必然会产生相应的复气，使事物恢复常态。如某种因素导致木气偏盛，木对土的制约加强，致使土气相对偏弱，土制水的力量减弱，而水气相对偏盛，对火的制约增强；火气偏弱对金的制约降低，金气相对偏盛，则对木的制约增强，使恢复木亢不衰的正常状态。

$$木\uparrow-土\downarrow\rightarrow水\uparrow\rightarrow火\downarrow\rightarrow金\uparrow\rightarrow木\downarrow$$

可见，胜复调节，就是通过五行相克的顺序，使事物恢复协调状态。在这种调节的过程中，胜气重，复气亦重；胜气轻，复气亦轻，有胜气必有复气。五行之中某一行不足，同样也会启动胜复调节系统，如水气不足，对土气制约减弱；土气相对增强，对水气的制约加重；而水气相对减弱，则制约火的力量就会降低；火气增强，对金的制约也就增强；金相对虚弱，而对木的制约就减弱，使木恢复正常状态。

$$木\downarrow-土\uparrow\rightarrow水\downarrow\rightarrow火\uparrow\rightarrow金\downarrow\rightarrow木\uparrow$$

在事物的五行结构中，每一行通过相生、相克与其他四行取得联系。在正常情况下，五行相互资生、相互制约；在异常情况下，则相互影响。当五行中某一行太过或不及，必然影响其他四行；而其他四行失调，也必然相互影响。如木气偏盛，可使其他四行均受累，其彼此之间的关系是：

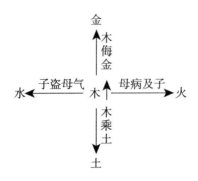

反之，木气偏衰，也可受其他四行的影响。

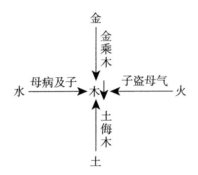

古代医家把五行生克制化的胜复调节应用到中医理论之中，用以说明五脏之间的相互关系。在生理状态下，五脏彼此相互资生、相互制约，共同维持人体生命活动；在病理状态下，五脏之间也存在相生相克的传变关系。

脏腑疾病按五行相生关系传变，包括"母病及子""子病犯母"。"母病及子"是指母脏先病后传及子脏，如肾与肝，肾为母，肝为子，肾病及肝，就是母病及子，这种传变，病情轻浅。"子病犯母"是指子脏先病后传及母脏，如肺病及脾。脾为母脏，肺为子脏。这类传变又称"子盗母气"。

五脏疾病按五行相克关系传变，包括相乘和相侮，是疾病相互影响的另一种表现。

相乘是指脏腑之间的过分制约，其病情相对较重，如肝木制约脾土，可导致肝脾不和。相侮的传变为反克，正常状态为肺金制约肝木，如木火刑金，

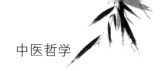

即是肝火灼伤肺金，便是反向克制，为相侮传变。

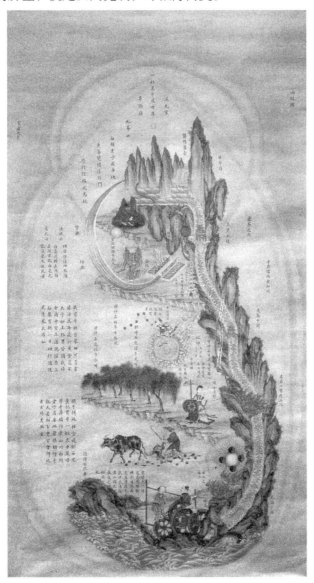

古代医家绘制的《内景图》。图中用山水人物形象地比喻了人体内各种脏腑的作用及其相互关系

医药文化

中医药文化是中医药事业的根基和灵魂，它不仅决定了中医药的本质与特点，而且决定了中医药事业的发展方向。我们解读中医药文化时，既要解读它的历史，又要解读它的现实；既要解读它的文化积淀，又要解读它的独特内涵；既要解读它的哲学思想，又要解读它的思维模式；既要解读它的价值观，又要解读它的道德观，因为中医药文化博大精深，是打开人类文明的一把钥匙。

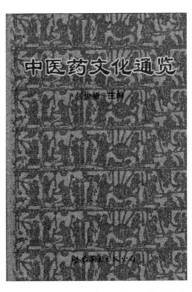

一部较早关注中医药文化的书

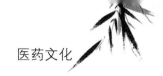

医儒释道

儒、释、道思想对中医学的影响和渗透，逐渐形成了中医药的儒释道文化。儒、道的影响可追溯到先秦时代，释（即佛教）的影响则是在佛教从印度传入以后，可追溯到西汉末年。从六朝以后，中国的传统文化已形成了儒、释、道三家合汇的文化形态。这种综合的文化形态成为中医药文化的坚实基础。

一、医儒文化

儒家文化作为中华传统文化的主流，几乎渗透到古代思想文化的各个领域，对中医药的发展和兴衰产生的久远影响更不待言。医药常常与儒学贯通，医业处处有儒学的风骨。儒学对中医药的影响、渗透是全方位、多层次的：从古医籍的编撰成书，到对它的注释训解；从对医学内涵的认识，到医生道德品质的修养；从学术观点的阐发，到对医理的分析研究；从诊治原则的确立，到方剂学中君、臣、佐、使的配伍，无处不见儒学之影。

1. 王道与霸道

在中国封建社会中，统治者的御民之术有两种，孔子说得很清楚："道之以政，齐之以刑，民免而无耻。道之以德，齐之以礼，有耻且格。"意思是说，用政法来诱导，用刑罚来整顿，人们只是暂时地免于罪过，却没有廉耻之心。如果用道德来诱导，用礼教来整顿，人们不但有廉耻之心，而且人心归顺。这里所说的"道之以政"和"齐之以刑"就是"王"和"霸"。用"王"的统治术叫"王政"，又称"王道"；用"霸"的统治术叫"霸政"，又称"霸道"，"尊王贱霸"一直是儒家的主张。

"王"和"霸"的主要区别在于统治者的为政出发点：古之圣贤唯精唯一，有很高的精神境界，从"至诚恻怛（同情忧伤）之心"出发，为被统治者追求幸福，这便是行"王道""王政"。反之，追求个人功利的英雄豪杰，从

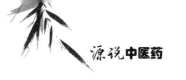

"利"出发，顺我者昌，逆我者亡，所行的便是"霸道""霸政"。

"诚"，是衡量"王道"与"霸道"的关键。什么是诚呢？周敦颐说："诚者，圣人之本。""圣，诚而已矣。诚，五常（仁、义、礼、智、信）之本，百行之源也。"诚，是圣人立身的根本，有了这个根本，一切道德原则及一切道德行为就有源头了。在儒家思想的影响下，"诚"也成为衡量一个医生的道德标准。唐代著名医家孙思邈的《大医精诚》就成为"医之王道"的千古名文；"人命至重，贵于千金，一方济之，德逾于此"，就成为"医之王道"的千古名言了。为医者诊疾施药是"出于义"还是"出于利"，是以"补益"为主还是以"攻伐"为主，也成了行王道与行霸道的具体表现了。

2. 良医与良相

古代知识分子大都把儒家思想的"修身、齐家、治国、平天下"作为人生最高目标，但并不是人人都可以走上为官之路的，于是宋代著名政治家范仲淹一句千古名言"不为良相，则为良医"，道出了他们人生中的两种抉择。"相"的贤明与否，关系到国家与百姓的安危，而与此有相似功能的就是"医"了，他们都与拯救众生密不可分。

然而，医生这个行当，虽然与人命攸关，但在古代却始终处于十分卑微的境地，"三教九流"之中，它处于末流，与巫并列。尽管如此，那时的知识精英中，有相当一部分人选择了从医。这些人具有较深的文史功底，有较高的自身修养，胸怀"治国、平天下"的志向，认为"良医则相"，于是，或悬壶济世，或研医著书，集良医和良相之职责于一身，以治病救人为神圣职责，以行仁爱为最高宗旨，终生不渝。

汉代华佗，年轻时被当地行政长官推荐孝廉，后又被军事长官征召到部队为官，但他都不去就职，而是潜心医学70余年，在内、外、妇、儿等领域都取得了极高的成就，成为历史上家喻户晓的大家。唐代孙思邈，数次拒绝隋唐两代朝廷授官，将百年人生献给了中医药事业，而名垂青史。晋代皇甫谧，中年时受到晋武帝"频下诏敦逼不已"而上疏辞请不受，终成为针灸大医。元代朱丹溪，青年时代毅然放弃科举，专心致力投师学医，最后成为"滋阴派"的创立者，而名列"金元四大家"之一。明代李时珍，少年时代弃科举而从父习医，中年因医术高明而入楚王府，后来又被荐入太医院，一年后，坚辞归乡，经数十年之努力，而完成巨著《本草纲目》，享誉中外。

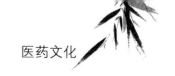

他们都是生于民间，长于民间，或拜师学艺，或家传习业，再通过自己的不懈努力，而成为一代大师的，并在中医学的殿堂中拥有耀眼的一席之位！

3. 仁者与智者

仁，是儒学的核心。中医药学是建立在丰富的文化底蕴之上的，其中以仁为基，便是明证。

清代学者袁枚说："圣学莫如仁。"（最神圣的学说没有比得上"仁"的）孔子说："夫仁者，己欲立而立人，己欲达而达人，能近取譬，可谓仁之方也已。"用仁爱之心治理朝政，是施仁政；用仁爱之心行医济世，是行仁术。孟子说："仁者爱人。"一语中的，道出了"仁"的本质。李时珍在解释"仁术"时说："夫医之为道，君子用之以卫生，而推之济世，故称仁术。"受儒学影响，医学将治病救人的宗旨用一个"仁"字概括，实在太妥帖、太精粹了。这体现了医的最高道德境界。医生是仁者，医学是仁术，集中表达了中医学的仁爱、仁慈和仁义观。

历代仁医都是推行仁术的典范，他们都以"大庇苍生""善救含灵""大济蒸（众）人""善济黔首""以其术仁其民，使无夭札"为己任，终生不渝，从不废弃，从而成为中医学的优良传统，世代相承，流传不息。

智，是儒学的精神，是指聪明、才能、知识和谋略。孔子说："智者动""智者不惑"。"动"是说要动脑筋，孜孜不倦地学习，以求有所收获，且善于用才智去治理国家。"不惑"是说要动脑清醒，有洞察力，明于事理，不为物俗和淫乱所惑。

医学是"至精至微之事"，正如孙思邈所论述的那样："省病诊疾，应至意深心；详察形候，纤毫勿失；处判针药，无得参差（指马虎）。""虽说病宜速，要须临事不惑。"那么，如何才能做到这一点呢？这就要看医生是否有精湛的医术了。清代著名温病学家吴鞠通深有感触地说：

"……医，仁道也，而必智以先之，勇以副（帮助）之，仁以成之。智之所到，汤液（泛指药物）针灸任施，无处不当；否则鲁莽不经，草菅民命矣。"为医者"必先博览载籍，上下古今，目如电，心如发，智足以周乎万物，而后可以道济天下也。"

由此可以看出，光有仁爱之心，而不精通医理，熟谙医技，而"君父危困，赤子涂地（指百姓患病），无以济之"，则何以谈仁？反之，虽通晓医理，但

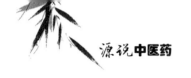

望闻问切（指诊疗）漫（全）不经心，"妄谓人愚我明，人生我熟"；或追逐名利，"恃己所长，专心经略（谋取）财物"，又何谈道德？所以吴鞠通愤然慨叹："生民何辜？不死于病而死于医，是有医不若无医也；学医不精，不若不学医也。"所以一个优秀的医生（即上工、上医、大医）应该是仁者与智者的完美结合，他们既有"救人济世"的胸襟，又有"妙手回春"的技艺。

4. 扶正与祛邪

儒家推崇中庸之道，孔子说："中庸之为德也，其至矣乎！"是说中庸是道德的最高标准。中庸，又称中和，认为能"致中和"，则万事就能达于和谐的境界。《礼记·中庸》说："中也者，天下之大本也；和也者，天下之达道也。致中和，天地位焉，万物育焉。"

古代医家受"中和"观的启发，考虑如何在人体阴阳平衡状态被打破之后，通过扶正、祛邪使之达到"中和"的状态。

扶正中的"正"，指正气，即人体正常功能活动和抗病、康复的能力。正气充足，可保护机体免受外邪（致病的因素）侵袭，如《素问》所说："正气存内，邪不可干（犯）。"只有在正气虚弱、抗邪无力的情况下，邪气才能乘虚而入。"邪之所凑（聚集），其气必虚"。正气不仅决定着疾病的发生与否，还决定着预后，诚如清代医家徐灵胎所说："若元气（即正气）不伤，虽病甚（严重）不死；元气或伤，虽病轻亦死。"正因为如此，中医十分注重养生，主张平时要注意调理气血、保养精神，旨在蓄养正气，以防疾病的发生。扶正之法，要根据气、血、阴、阳的不同，采用补气、养血、补阴、壮阳等不同方法。

祛邪中的"邪"，指邪气，泛指人体内外的各种致病因素。正气不足是疾病产生的内在原因，邪气侵袭是疾病产生的外在条件。正如金元医家张从正所说："夫病之一物，非人身素有之也。或自外而入，或由内而生，皆邪气也。邪气加诸身，速攻之可也，速去之可也。"祛邪也是保护正气的重要手段。祛邪的方法多种多样，如对于表邪，宜发汗解表；对于里邪，宜清里祛之；对寒邪，可用热药祛除；对热邪，可用寒药祛除。

如何掌握扶正、祛邪的"度"，以尽快使身体达到"中和"状态，成为衡量一个医生医术高明与否的关键。

5. 君臣与佐使

儒家非常重视君臣的等级，"君君、臣臣、父父、子子"（君要像个君，臣要像个臣，父亲要像个父亲，儿子要像个儿子），这样社会才会等级分明。这是孔子的名言。

中医药学将"君臣"的观念引入药物的配伍组方中，用以说明药物的主次轻重，从而成为方剂组成的基本原则。在《素问》中，岐伯回答黄帝关于"方制君臣"时说："主病之谓君，佐君之谓臣，应臣之谓使。"《神农本草经》也说："药有君、臣、佐、使以相宣摄。"明代医家何柏斋更进一步阐述说："大抵药之治病，各有所主，主治者，君也；辅治者，臣也；与君药相反而相助者，佐也；引经使治病之药至病所者，使也。"补充说明了佐药的功能。概括而言，君药是针对主病或主症，起主要作用的药物，按需要可用一味或几味，但分量最大。臣药是辅助君药，加强治疗作用的药物，分量稍轻；佐药是辅助君、臣药起治疗作用，或治疗次要症状，或消除（减轻）君、臣药的毒性，或用于反佐药；使药是起引经或调和作用的药物。佐、使药物味数可有灵活性，分量更轻。但不可令臣药超过君药，此所以"君臣有序，相与宣摄，则可以御邪治病也。"

君、臣、佐、使不是几种药物的简单综合，而是相互配合成为一个有机整体，这就是儒家的"中和"。不难看出，儒家的"君臣""中和"思想，对中医药学的治方原则，影响是极其深远的。

二、医释文化

近代医史学家陈邦贤在《中国医学史》中说："我国的医学，自秦以后，西晋至隋都混入了道家的学说。到了唐宋的时候，医学之学说为之一变，考唐宋医学的变迁，实基于印度佛教的东渐。"

佛教医学认为，人的身体是"四大"（地、水、火、风）构成的。"地水火风阴阳气候，以成人身八尺之体"。因此将人体称为"四大"。如和尚常说"出家人四大皆空"。一切疾病都是"四大"不调而引起的。佛医学，即是古印度医学，《大藏经》中，包括了许多治疗疾病的医书，内容丰富，医理深邃，它们随同佛教一起来到中国。可惜由于战乱，许多翻译的医书都失散了。但佛教医学对中医学的影响，无论在理论上，还是医疗实践上都是不容忽视的，涉及医理、方药、卫生保健、养生防老等诸多方面。其中佛教的道德规范对中医学的影响很深。

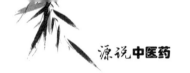

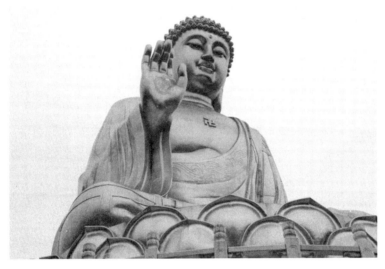

佛祖释迦牟尼

1. 慈悲与普济

《观无量寿经》说："佛心者大慈悲是"。慈悲成为中国佛教最重要的道德观。慈悲的含义是什么呢？在梵文里，慈是给人快乐，悲是解除人们的痛苦，合在一起是"拔苦与乐"。《大智度论》上说："大慈以离苦因缘与众生。"佛教提倡不但要有慈悲之心，还要有慈悲之行，把他人的快乐，视同自己的快乐，要帮助他人得到快乐；把他们的痛苦，视同自己的痛苦，要帮助他人解除痛苦，即"无缘大慈，同体大悲"。

中国佛教是大乘教（乘是运载、道路的意思），最先传入的主要是大乘经典。更重要的是大乘教的入世舍身、普度众生的思想，这一点与中国传统文化十分契合。大乘教认为，普度众生、救济黔首（人民），使之脱离苦海乃是慈悲善行的极致。

唐代是佛教文化大弘扬的时期，也是医释相融的最佳时期。孙思邈的《大医精诚》是一篇融汇儒、释、道文化的精品。孙思邈要求大医在行医时，"先发大慈恻隐之心"，对一切病人，"普同一等，皆如至亲之想"，"见彼苦恼，若己有之"，这正是佛家慈悲思想最具体的表现，而孙思邈的这篇大作几乎成为了历代医者的座右铭，许多人都全文记颂，用以指导自己的言行。

普济就是广泛救助患者。《梵网经》中有"八福田中看病，为第一福田"的说法。福田是大乘佛教倡导的一种思想，即有福之田，如能广行布施，积聚功德，就能成佛果，由此而称佛为福田。佛教十分重视救死活人的公益事业，"救人一命，胜造七级浮屠（佛塔）"就是千古名言。我国古代医院，即起源于佛教的寺院中。收治病人，是佛家"普济"思想最生动、具体的例证。

如南朝末年慧达和尚，在扬州设立"大药藏"，以收留生病的穷人。信奉佛教的齐文惠太子和其弟竟陵王子良还开设"六疾馆"，收容病人。《太平广记》卷四十五记载洪昉禅师于陕城中选空旷地造龙光寺，又建病坊，常养病者数百人。自从佛教在中国大地上广泛传播之日起，一批批名医（世称僧医）也就出现了，如北宋时四时僧人奉真，因望诊高超，闻名于世；同时代的庐山僧人法坚，因"医术闻名天下"，曾被宋太祖赵匡胤召见，赐紫云袍，号称"广济大师"。僧医们为弘扬佛法做出了贡献，同时也为中医学的发展建立了不朽的功勋。

2. 行善与积德

"善有善报，恶有恶报"是尽人皆知的，它源于佛教的因果报应、轮回转生理论，这是以"缘起"说为基础的。何谓"缘起"说呢？就是说世界是普遍联系的，没有孤立存在的事物；任何现象都处在生灭变化中，没有永恒不变的事物。这些联系和变化，只有在一定条件下才能发生，这就叫"缘起"。所谓"有因有缘"，"缘"就是条件，"因"是指缘中起决定作用的那些条件。

在佛教看来，众生在未达到"涅槃"之前，总是循着"十二缘起"，处在生死流转、累劫轮回的痛苦之中。生死祸福、富贵贫贱都是报应。"一切众生，心想异故，造业（即人们有意识的行动）亦异，由是故有诸趣轮转。"轮转趋向的好坏，是由"业"的性质决定的，作"业"不一样，报应也就不同：善业能感召善果，恶业能感召恶果。

佛经里大量的道德寓言，围绕人际间各种各样的恩怨，宣扬善恶报应思想。《六度集经》里记载了一个九色鹿的故事。一只"睹世稀有"的九色鹿，不顾危险救了一个溺水的人。当时摩因国的王后正寻求鹿角作装饰品，这位被鹿救起的溺水人见利忘义，竟引国王的士兵捉住了九色鹿。九色鹿在国王面前揭露了溺水人"受恩图逆"的恶行，国王听后十分生气，下令把溺水人扔进恒河。而九色鹿对这个恶人不但不报复，反而请求国王饶恕他。这个故事生动地反映了佛教教人不要以怨报德，反对以怨报怨，提倡以德报怨的善恶观念。

佛教的因果报应说，对人们的行为不但具有客观监督作用，而且更加强调人们对自己内心的约束，使他律性的道德规范转化为自律性的道德规范，

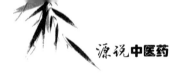

这种观念深入民心，牢不可破。于是许多人注重悔恶除罪，修德祈福，自觉出钱出力修桥铺路，植树助学。

行善积德对中医的影响也是极深的。古代的医生生于民间，长于民间，他们对患者大都怀有怜悯同情之心，以自己的善行与德行待病人如亲人，事例极多，不胜枚举。不少僧医也留下了感人的事迹。如晋武帝太康九年，瘟疫流行，死者相继，僧医竺法旷不顾个人安危，深入乡里，拯救危急。唐代志宽和尚，常把贫病无依者抬到寺院，亲自为其治疗，并为患者吸腹痛脓血。还有一些僧医竟以自身的血肉为病人疗疾，十分感人。孙思邈高度概括了古代医生的高贵品质："若有疾厄来求救者，不得问其贫贱富贵，长幼妍蚩（美丑），怨亲友善，华夷愚智，普同一等，皆如至亲之想。"同时引用老子的话来勉励医生行善积德："人行阳德，人自报之；人行阴德，鬼神报之。人行阳恶，人自报之；人行阴恶，鬼神害之。"在佛教传入之前，古代传统文化中也有类似的因果报应思想，认为善恶赏罚是冥冥之中上天决定的。

三、医道文化

道教与医学的关系十分密切，古有"医道同源""医道一家"之说。大凡修道之士，都精通医，人称"道医"。道医是道教与医学结合的实践者，他们把道法、道术用于治病救人，同时又赋予道（教）学一些科学的成分。

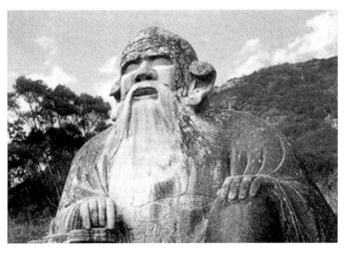

道家学派创始人老子

有人说，医道本同宗，《道藏》部部都是医书，篇篇涉及医学，可见《道藏》中医学内容之丰富，其中有炼丹术著作、气功养生著作和医药著作。道学对中医学的影响和渗透是多方面的，就养生而言，可以说，不研究《道藏》，就不足言养生。

1. 虚无与守神

恬淡虚无，无为而治是道家的主要思想之一。概括道家的虚无内容有 13 个方面：虚——遗形忘体，恬然若无；无——损心弃意，废伪去欲；清——专精积神，不为物杂；静——反神服气，安而不动；微——深居闲处，功名不显；寡——去妻离子，独得道游；柔——呼吸中和，滑泽细微；弱——缓形从体，以奉百事；卑——憎恶尊荣，安贫乐辱；损——遁盈逃满，衣食粗疏；时——静作随阳，应变却邪；和——不喜不怒，不哀不乐；啬——节视节听，精神内守。其核心是清静无为，寂静寡欲。只有达到虚无的境界，才能求长生。正如《太平经》所说："养生之道，安生养气，不欲喜怒也，人无忧，故自寿也。"

《庄子·天道》中说："夫虚静、恬淡、寂寞、无为者，天地之平而道德之至也。故帝王圣人休焉。休则虚，虚则实，实则伦矣。虚则静，静则动，动则得矣。静则无为，无为也，则任事者责矣。无为则俞俞。俞俞者，忧患不能处，年长寿矣。夫虚静、恬淡、寂寞、无为，万物之本也。"

这段话的意思是：虚静、恬淡、寂寞、无为就是天地的"水平仪"，就是道德的最高境界，所以古代帝王、圣人把它作为休息的场所。心神休息便虚空，虚空就合于真实的道；合于实道，便已达到自然的伦常了；心神虚空又象征着寂静，由寂静再产生行动，这种行动往往是得体的；心神寂静就自然无为，在上位者若无为，居下位的臣子自然也就各尽其责了；心神无为就会喜悦，一个人内心喜悦，内忧外患就无处存身，寿命必然会延长。所以虚静、恬淡、寂寞、无为是万物的根本。

明白这个道理的人，与天和则能使天下得到太平，称作"天乐"；与人和则能使人人和平相处，称为"人乐"。

由此可见，虚无恬淡、内守精神是老庄最恰当的生活方式和最理想的养生之道。这种思想被中医典籍所吸收，成为中医学中的一个组成部分。但是我们也应看到另一面，无论是面对现实的生活，还是修性养生，过分强调虚

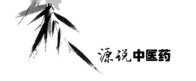

无、恬淡，内守精神，显然是一种消极的表现。

2. 坤柔与静态

儒家崇拜乾阳、刚健和动，老庄则崇拜坤阴、柔弱和静。

《老子·四十三章》说："天下之至柔，驰骋天下之至坚。无有，入于无间。吾是以知无为之有益。不言之教，无为之益，天下希能及之矣。"

这段话的意思是：天下最柔弱的东西，能驾驭天下最坚强的东西。道是无微不入的，这一无形的力量，能够穿透没有间隙的东西。因此，我才知道"无为"的益处。但是像这样的道理——不言的教导，"无为"的益处，天下很少人懂得，也很少人能做到。

老子对"至柔"讲的多么透彻！

正如老子所说："天下莫柔弱于水，而坚强者莫之能胜，其无以易之。"天下没有任何一种东西比水更柔弱的了，但任何能攻坚克强的东西，没有胜过水的，也没有什么东西可以替代它。世人皆知弱能胜强，柔能克刚，却无法付诸实践，主要原因就是人们爱逞一时之刚强，而忽略了永久的平和。老子提出了至柔、至静的养生哲学，后世的道家气功家们创造了许多方法追求"专气致柔"，以达到"载营魄抱一"（老子把人体比喻成一部车子，其中装载了营卫之气与魂魄，人们要摄持躯体，使营魂合抱为一）的境界。

在这个理论的指导下，经过无数气功家的实践，传到战国以后，方士们把它演变为道家的修炼方法，用"神"和"气"取代了老子的"营魂"，而且明确指出，长生不老术是只需将生命中的神与气凝聚在一起便可成功。

"神"是阴阳两精相搏而成，"气"是生命的原动力，以"精"为基础，于是"精、气、神"便成为道家的养生"三宝"。

老庄的这种思想，不仅对中医静性养生和强调"入静"、以柔慢为特点的静气功影响极大，而且成为中医学以柔顺养阴为主旨的滋阴学派的重要理论基础。金元四大家之一的朱丹溪就是滋阴派的创始人。他认为"阳常有余而阴常不足"，特别强调保养人体阴气的重要性。在养阴学说的影响下，后世创立了不少摄生方法，如气功中的养津摄生法、房事中的保精法等。中医治疗学中的"急下存阴""清热保阴""苦寒坚阴""存一分津液，便有一分生机"等等都是强调养阴的重要作用。当代国学大师任继愈曾说："中国的柔术、太极拳、引导术（气功）也都直接间接地发挥着老子贵柔守雌的精神，并已收到实效。"

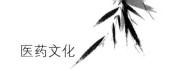

3. 自然与天真

老庄学说中十分重视人与自然的关系。《老子》中有一句名言："人法地，地法天，天法道，道法自然。"这是道家"本体论"最精辟的概括："人为地所承载，所以人当效法'地'；地为天所覆盖，所以地当效法'天'；天为道所包涵，所以天当效法'道'；道以自然为归，所以道当效法'自然'。"

何谓"道"之本呢?《老子》中说："阴阳四时，运行各得其序，惚然若亡（无）而存，然不形而神，万物畜而不知，此之谓本根。可以观于天矣。"阴阳四时，按照自然规律的顺序运行，好像是不存在，而实际又存在；好像没有形迹，而实际却有其妙用；万物受它的畜养，却又不知自然，这就是"道"的根本。懂得这个道理，就可以观察自然的天道了。

可见，天地四方，虽是无比浩大，却从未离开大道而独立存在；兽类秋天刚生的毫毛，虽然极为微小，却依靠大道而自成形体。同样，人只有合于天道，才能养生防老。这种"与天地同体""与自然合一"的养生观，对中医学产生了极其深远的影响。在《内经·素问》开篇中，岐伯就说得很清楚："上古之人，其知道者，法于阴阳，和于术数，食饮有节，起居有常，不妄作劳，故能形与神俱，而尽终其天年，度百岁乃去。"上古时代的人，懂得养生之道，能适应寒来暑往阴阳变化的规律，和调于养生的各种方法，饮食有一定的节制，起居有一定的时间，不作过分的劳累，所以能使形体和精神都相互协调健康，而活到天赋之年，一百岁才去世其突出阐述了"天人相应"的整体观思想，强调顺应四时的阴阳变化在养生防老、祛病延年中的作用。所谓"阴阳四时者，万物之始终也，死生之本也，逆之则灾害生，从之则苛疾不起，是谓得道"。

受道家"与自然合一"养生观的影响，古代医家十分重视天地变化对人体所产生的影响，提出"人与天地相参也，与日月相应也"的观点。《四气调神论》中提出了"圣人春夏养阳，秋冬养阴，以从其根"的理论，目前，这一理论广泛用于养生防病及处方用药。中医学认为，阴根于阳，阳根于阴；阴以阳生，阳以阴长，阴阳都不能脱离对方而单独存在，所以在春夏阳盛季节养阳，"以为秋冬之地"；虽在秋冬寒凉季节养阴，"以为春夏之地"，这就是"从其根"，充分体现了调节自身，以更好地适应四时变化的调养方法，其中包含有未病先防的思想。

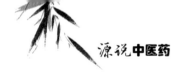

人文基石

就文化内涵而言，中医是社会科学与自然科学的有机通融与综合，它集中而丰富地体现了人类社会的各种文化现象，有着很强的人文特色，而性仁、品卓、知博、术精就是这种人文特色在古代名医身上的突出表现。

一、性仁

性仁者，本性仁厚也。性，乃人之本性、精神、性情、情感等；仁，仁爱、仁厚、仁慈、仁义、仁心、仁术、仁德、仁行等。仁是儒学的核心，孔子非常爱惜人的生命，他曾用"爱人"来阐释"仁"；孟子更鲜明地归结为"仁者爱人"。当医学将儒家的"仁"吸融之后，便用"仁术"来统括中医"治病救人"的宗旨，并把它提升到最高的道德境界，当代一些名医家认为"仁"是中医之魂。历代名医一生所孜孜追求的就是"以术仁其民"，集中体现了医学对患者的仁爱、仁厚、仁慈和仁义，他们是性仁的典范。

今天我们强调性仁，不仅仅是针对医生而言，医药界的各级各类人员，均应以仁待民，以仁惠民，修行仁之德，养仁民之性，履行公务，牢记"性仁"。

二、品卓

品卓者，人品卓越。古代医家都很看重人品，常置之于做人的首位。许多医家行医一生，始终以"平民医生"的身份，热情地为广大患者服务。不以赚钱为目的，但以救人为要务；语不言名利，行必惠病人；以仁心执业，以诚心待人；以精心疗疾，以平心处世；以虚心交友，以实心取酬。张仲景曾怒斥"意逐荣势，企踵权豪，孜孜汲汲（迫不及待），惟务名利"之辈；孙思邈亦严责"恃己所长、专心经略（谋取）财务，邀射（求取）名誉"之医；李中梓揭露那些"巧语诳（骗）人，甘言悦听，强辩相欺，危言相恐"之恶行；朱丹溪猛抨言行不一、去本求末之丑态。他们数十年如一日，人品高尚，堂堂正正，不为钱财折腰，坚持清贫一生。

三、知博

知博者，指知识、才能广博。古代名医都极为重视学习，刻意将自己塑造成为知识型人才。华佗在徐州求学的青年时代，就已兼通儒家经典，打下了坚实的文化基础。张仲景为著《伤寒杂病论》而"勤求古训，博采众长"，阅读了许多前人的著作。皇甫谧20岁之前不学无术，在婶母任氏的教诲下，决心痛改前非，拜同乡人席坦为师，苦读儒学，勤力不怠。虽因家贫，要经常耕作，但却常常带书务农，边耕边读。于是博览典籍，通晓百家，成为远近闻名的学者。孙思邈对"阴阳（哲学）、推步（天文历法）、医药无不善"；在隐居终南山、太白山的岁月中，还广泛地向樵夫、药农请教。朱丹溪少年治经（学习儒家经典），青年时代先以"道德性命之说（古代哲学的一个流派）"为专门，继则选择医学为终生目标，"一于医致力焉"（一心一意致力于医学专业）。李东垣是先"受《论语》《孟子》于王内翰从之，受《春秋》于冯内翰叔献"，后在家中"建书院，延待（接待）儒士"，最后走上从医之路。李时珍青年时代"读书十年，不出户庭，博学，无所弗睨（阅读）"；为著《本草纲目》，他"渔猎群书，搜罗百氏，凡子、史、经、传（对经典的注释）、声韵、农圃、医卜、星相（天文）、乐府（民歌）诸家，稍有得处，辄著数言""书考八百余家"，足涉许多名山大川，最后历经30多年而成书，后世称之为一部百科全书。

古代名医大都是学问家，知识渊博，才能出众，智慧过人。

四、术精

术精者，指医术之精湛。古代名医医术高超，他们既以专科出众，又以全科闻名。扁鹊行医，是随俗为变，当地百姓需要哪类医生，他就以此为己任。华佗精通方药，又善内、妇、儿科及针灸，还精于外科手术。张仲景为攻治伤寒，首创六经辨证；为救治杂病，又创八纲辨证。钱仲阳以儿科著称于世，兼长内、妇等科。金元四大家，既各创独特理论，又以之为指南，突出治疗特色：刘完素总结了热病的治疗原则，提出辛凉解表和泄热养阴之法，成为寒凉派的倡导者；张从正强调以祛邪为主，认为邪去正自安，善用汗、吐、下三法，成为攻邪派的代表；李东恒提出"胃气为本"的理论，自制补中益气汤，创立了补土派；朱丹溪提出"阳常有余，阴常不足"之说，主张

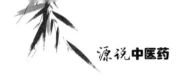

保存阴精，勿妄动相火，成为滋阴派的代表。历代名医中，诸如此类的事例不胜枚举。他们治病从不因循守旧，采用一种或少数模式，而是医随人变、药因病变。变通，是古代名医医术精湛的一大优势。

华佗医术精湛，内、妇、儿、针灸、养生均有很高水平，尤擅外科。人们常用"华佗再世"来赞誉良医。华佗成为术精的杰出代表。

医乃人学

人学，就是关乎人心、人性、人情的学问，中医学对此极为重视。美国生命伦理学家佩雷格里诺在其《医疗实践的哲学基础》一书中说："医学不是纯科学，也不是纯艺术，医学是艺术与科学之间一门独特的中间学科。""医学是人文科学中最科学的，是科学中最人道的。"一位西方医学工作者在学习了中医之后，深有感触地说："西医是治人的病，中医是治有病的人。"这不仅从本质上说明了中西医的区别，而且揭示了中医的人学内涵。除了疾病之外，作为整体的"人"，在中医理论中备受关注。《内经》的作者认为，在天地万物中，"莫贵于人"（没有什么比人更宝贵的了）。明代医家龚廷贤在《万病回春》中说："医道，古称仙道，原为活人。"《内经》常借黄帝之口，表达对"人（百姓）心"的关注，如面对百姓患病而束手无策之时，则说"余念其痛，心为之乱惑，不可更代（不能替百姓受苦），百姓闻之，以为残贼（认为我对他们残暴不仁）"。于是黄帝与岐伯等人（实际上是古代的医家们），不断探讨治疗各种疾病的方法，以解除疾患，稳定人心。对于人性，亦是如此，通过黄帝之口说："君王众庶（百姓），尽欲全形（都很关心健全形体），形之疾病，莫知其情。""尽欲全形"，这是人的本性，人们都希望自己有一个健康的身体。关爱生命，希求长寿，人之天性，合情合理。至于"人情"，《内经》的作者非常严肃地告诫医生要"不失（忽视）人情"。明代医家李中梓专门著《不失人情论》一文，从病人、旁人、医人三个方面分析人情。此文鞭辟入里，不可不读，仅对"病人之情"就涉及十几个方面：如脏气（五脏六腑的生理功能）不同；好恶不同；交际（社会地位）不同；调治不同；无主（没有主见）之为害；过慎之为害；得失（患得患失）之为害；缓急（指得急病或慢性病）之为害；成心（偏见）之为害；有（有的病人）讳疾不言；有（有的病人）隐情难告等，对病人之情分析得具体、

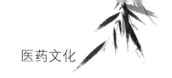

细致。说中医是人学，实不诬（骗人）也。

在治疗方面，中医更是突出以人为本的人学思想，许多医案均可明证。金元四大家之一的朱丹溪有一病案，在医史上被传为美谈。同窗叶仪患了痢疾，病情严重。朱氏了解到叶仪平日与人交谈较多，中气虚弱；又因工作忙，常常饥饿，饥饿之后紧接着就是饱餐，因此形成了积食。在掌握了这些似与痢疾无关的病外情况后，他便确立了一个大胆而独特的治疗方案：不急于先止痢，而是用人参、白术、陈皮、芍药等补药十余剂，对叶仪先行补益，补得叶仪一天比一天病重，痰窒咽喉如棉絮，昼夜痛苦呻吟，濒临气绝，私下与二子诀别；社会上也传出叶仪死去的消息。而朱氏对此闻若未闻，视若无睹。10 余日之后，经过诊脉，煮小承气汤（张仲景《伤寒论》中的经方，泄热通便，治痢疾）两剂给叶仪喝下。叶仪喝后便觉从上到下，心中清爽，病竟渐愈。朱氏后来对他人解释说：如果我不先给他补足中气，他怎么能承受后来这两剂小承气汤呢！

中医的人学思想不仅仅体现在医疗上，还体现在医生的道德修养和水准上。老子在《道德经》中说："万物莫不尊道而贵德""重积德则无不克（成功）"。孔子倡导"为政以德"，即是说，为官的要有政德，经商的要有商德，行医者要有医德，为师者要有师德。一句话，为人者，要有人德。德国柏林大学胡佛兰德教授在《医德十二箴》中指出："医生活着不是为了自己，而是为了他人，这是职业性质所决定的。"国医大师裘沛然在他晚年力作《人学散墨》中深刻指出：医学就是人学。世界上人是第一可贵的。无论做什么工作，首先要做好人，这是一切事业的根本。

在这本书的《自序》中，裘老师语重心长地说："我从事医疗事业已达75 年，向以疗疾为职。但逐渐发现，心灵疾病对人体的危害远胜于身体疾患。因此萌生撰写《人学散墨》之念，希望为提高精神文明道德素养、促进经济发展略尽绵薄之力。"

他将"以仁为本，以礼为节，以义为衡"作为为人的三大准则。

医学是治病、救人、济世三位一体的仁术，只有有德之人，才能尊重生命的价值和患者的尊严。"无恒德者不可以作医，人命生死之系"。（林通《省心录·论医》）所以医者要以仁为本。

礼，是礼制、法制，也是人的行为规范，是人类智慧的理性产物，是用来规范人（包括医生）的道德行为、约束人的欲望的，所以医者要以之为节（法度）。

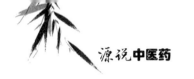

义，指道义。孔子把义定为人的生活目标和行为准则。要求人们必须"行义以达其道""君子义以为上""不义而富且贵，于我如浮云"。所以医者要"以义为衡"(标准)。

医乃人学，是中医文明的高度体现，也是中医药文化的重要内涵。实在是中医药学的独到之处，是其特色所在、奥妙所在、魅力所在！

中医艺术

一位西方医学工作者在系统学习中医之后，十分感慨地说："中医不仅是一门技艺，简直就是一门艺术！"从一个外国医生口中说出"中医艺术"，是独特而新奇的。与某些把中医说成巫医的西方人相比，这位西方医生倒确实是深得中医三昧(要领、奥秘)！说到"技艺"，主要是强调中医的可操作性；"艺术"则是中医的人文内涵，即指灵感与创造性。

一、中医是诊视艺术

中医诊病需经望、闻、问、切，而切脉是独具特色的，历代医家把人体的脉象归纳为20多种，一般情况下，常用有十五六种。切脉，就是根据患者的不同脉象，获得不同的病情信息。然而，正像晋代名医王叔和所说的那样："脉理精微(精深微妙)，其体(指脉象)难辨，弦、紧、浮、芤(用4种脉象来代表所有脉象)，展转(翻来覆去出现)相类。在心易了(明白)，指下难明……况有数候俱见(一起出现)，异病同脉者乎！"中医四种诊法之中，唯诊脉最难，没有千万次的实践是很难掌握的。那些精通脉学的老专家，在给患者切脉时屏息凝神，双目微合，对患者左、右手的寸、关、尺三部之脉，反复仔细琢磨分析，筛选取舍，最后才对病情了然于胸。更有高明者，双手同时把脉，令人叫绝。古人说："医者，意也。"这是对中医诊视艺术的高度概括：医者诊察病情，完全是一种凭借灵感的意念活动，而切脉就是诊视艺术的具体展现。

二、中医是诊疗艺术

中医的治疗特色，最突出、最集中的体现就是处方。所谓处方是根据患者的具体情况(包括性别、年龄、体质、地域、时令等)，在经方的基础上对

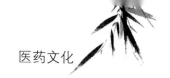

药味、药量予以加减，而不是千人一方，因此，汤剂是最能显示中医治疗艺术的，在日本、韩国汤剂广受青睐。某些对中医药心存偏见的西方人，不懂中医药的奥秘，反诬之为"一锅浓浓的黑汤""一粒黑黑的药丸""无法对它们进行量化分析"……现代科学中有一类模糊学：模糊逻辑、模糊思维、模糊数学等，均属于高深的学科门类。岂不知在两千多年前，便有了"模糊药学"。"模糊学"存在于宇宙、自然、科学、人体等许多领域。中医药的一些"模糊"正是其魅力所在，其艺术所在。中医药能传承几千年足以证明其科学性与实效性，更何况治疗中有许多创造性的艺术，其代表性人物就是金元四大家。这些不同的医学流派，好比风格独异的艺术流派，各展风流，虽然思维艺术各异，然治疗功效却殊途同归。

三、中医是用药艺术

中医用药非常讲究，有正治、反治之别。中药有寒、热、温、凉"四气"（即四种特性），"疗寒（病）以热药，疗热（病）以寒药，"即为正治。当疾病出现假象，或大寒证、大热证时，对正治产生格拒（抵触），就要使用反治，"热因热用"，就是用热药治疗真寒假热证时，要佐以少量寒药；"寒因寒用"，就是用寒凉药治疗真热假寒证时，要佐以少量温热药。这充分体现了中医的辨证论治、用药的艺术。此外，用药还讲究"中和"，即和谐与调和。君、臣、佐、使，不仅使用药效果达到和谐，还可以起到相互制约的作用。孔子说："君子和而不同。"是说君子用自己的正确意见，来纠正他人的错误意见，使一切做到恰到好处，却不盲目附和。我们的医药学家很懂得"和"的道理、"和"的艺术。

中医药历数千年而不衰，经万劫而独存，这其中不仅融汇了我们祖先的睿智，而且深藏着极其丰厚的文化底蕴，用"中医是一门艺术"来概而括之，不失精当。

流派纷呈

所谓流派是指不同观点的学术派别，亦称学派。任何学识领域都不是一家独居的天下，总是呈现出学术多元、流派纷呈的局面，中医亦然。然而，流派的产生、形成乃至传承、发展却非易事。中医本是独创空间较大、变通

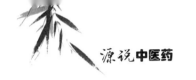

性极强的学科，它需要医家具有伶俐的天资、灵变的思维和灵活的方法。它要求医家不泥古法、知常达变、独辟蹊径。否则，只能是"匠"的水平，而达不到"家"的高度。

研读历代医家传记，常常引人深思：在数千年的医史长河中，中医立足民间多属个体，行走江湖，来往巷闾，以家庭诊所为基地，靠师徒传承而育人，既无行业组织，又无学界团体；全凭勤苦奋斗，以求生存发展；只靠真才实学，而谋技艺超群；四时专心敬业，经年面对竞争。古人将此类术精德成的医生称为大医、良工、上工，然后依次是粗工、庸工、谬工。这第一类的医生便是杏林之雄才，医界之精英，学识之中坚，疗效之高手。正是他们，或跻身于医家之前列，或引领于医学之潮头；或擅长治某病，精专某科；或疗疾有高艺，针药有绝招。所谓技压群芳、艺高一筹者是也。有的在理论上有所建树，有的在学术上有所创新，领一代风骚，腾绝轨于前；成一世大业，振英声于后，所谓自成一派者是也。名医代代有，但不是所有名医都创立学派，而学派标新难，能创学派者必是一代名医。

我们常听说要突出特色，中医才能更好地生存与发展。究竟什么是中医特色呢？医界强调把坚持辨证论治和注重发挥中药的独特疗效作为特色，这无疑是十分重要的。继承和弘扬中医的不同流派，发挥其理论与临床特点乃是突出特色不可或缺的。流派是特色中医的百家坛、百花园，它们充分显示了中医的多元化、多途径和多面性，不仅理论多异、观点多样、诊疗多种，而且殊途同归，效果如一，不得不令人拍案叫绝。

不同学术流派的标新立异，百家争鸣，促进了中医学的不断发展，充实和丰富了中医学的宝库。

伤寒学派

创立于东汉之际。汉代医家张仲景将理论与方药熔于一炉，著《伤寒杂病论》，专门探讨伤寒杂病的诊疗规律，奠定了中医学辨证论治基础。其书被奉为经典，其人被尊为"医圣"。从晋唐至宋元明清，以至于现代，研究者如云，历代不衰，各展所长，形成了时间最长、医家众多、影响最大、学术长生的伤寒学派。

寒凉学派

寒凉学派又称河间派，代表人物为金元大家的刘完素。他主攻火热病机，提出"六气皆从火化"之说，创"火热论"，疗疾都用寒凉药物。他不仅对中医病机理论的完善做出很大贡献，并对后世创立温病学说大有启迪。因刘氏家住河间，又称河间学派。

易水学派

代表人物为金代医家张元素。张元素为河北易水人，在《黄帝内经》和《中藏经》的启示下，他以脏腑标本虚实寒热的论点分析疾病的发生与演变，归纳用药，执简驭繁，创立了"脏腑病机学说"，对后世医家颇有影响。

攻邪学派

代表人物为金元大家张从正。他强调"病由邪生，攻邪已（治愈）病"，主张理疗应以驱邪为主，善用吐、汗、下三法，偏重攻击，反对滥用补法。他从一个侧面深化了中医治则理论，并丰富了临床经验。

补土学派

补土学派又称温补学派，代表人物为金元大家李东垣。他认为"人以胃气为本"，独重后天脾胃，创立"脾胃论"，长于温补之法。

滋阴学派

代表人物为金元大家朱丹溪。他受到刘完素"火热论"的影响，又接受李东垣"内伤论"的观点，提出"阳常有余，阴常不足"的新论，治病多用滋阴降火之法。

温补学派

明代薛己、张介宾、赵献可、孙一奎、李中梓诸医家重视命门水火的研究，探讨脏腑病机，并侧重虚损病证，形成了善用温补的特点。该学派充实和发展了命门学说，使中医理论有所突破。

温病学派

明代末年，瘟疫流行，用伤寒治法无效，以明代吴又可为开创，清代叶天士、吴瑭为中坚，对外感热病的治疗规律进行了大胆探索，提出了瘟疫病机和温病学说，取得了很大成就。

这七大医学流派，成为中医学发展进程中的主要链条与脉络，清晰地向我们展示了中医发展、演变、日臻完善的轨迹。至于历史上的众多名家，其中包括那些名垂青史的历代名医，技艺高超，著述颇丰，但未有明显的学派倾向，亦不失为医界星空的一颗颗璀璨明星。

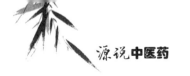

　　中医流派是历史的产物，是宝贵的遗产，值得我们医界后人万分珍视。半个多世纪以来，学院教育以规范化、标准化的模式，基本上取代了沿袭数千年的师徒授受，而成为培养当代中医人才的主要途径，数以万计的学院派成为中医界的主力军，这是中医事业和教育的一大飞跃。但是中医最重要的还是要靠临床实践与经验的积累，要靠医生的医疗水平与能力。因此，在培养共性的同时，要更注重培养和发展医者的个性。对不同流派的继承和实践是造就特色中医的重要方式，也是繁荣中医学术、倡导百家争鸣、丰富中医内涵、呈现中医生机的有力保障。

本 草 文 化

　　说到中国的药文化，由于它有着数千年的历史，所以它的蕴含是十分丰富的。然而，无论是中国人，还是外国人，对其丰厚的文化内涵缺乏全面、深刻的了解，故而导致某些误识。

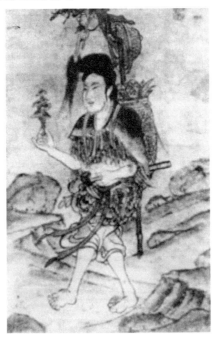

本草文化传说中的始祖——神农

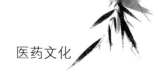

一、毒药非毒

追溯到远古神农时代，《淮南子·修务训》中就有"神农……尝百草之滋味……一日而遇七十二毒"的记载，由此，古代把所有治病的药物泛称"毒药"。《素问·异法方宜论》说："其病生于内，其治宜毒药。"在古人看来，是药三分毒，实际上这"毒"是指药物的特性；后来才用来专指有毒性的药物。《医学问答》的解释是："夫药本毒药，故神农辨百草谓之'尝毒'。药之治病，无非以毒拔毒，以毒解毒。"医圣张仲景更有精辟之论："药，谓草、木、虫、鱼、禽、兽之类，以能治病，皆谓之毒""大凡可避邪安正者，均可称之为毒药。"神农一日而遇七十二毒，是说他一日之中辨别了70余种药物的特性。药之特性，用对了可以治病，用错了就会伤人害命。对中药，一言以蔽之，就是以毒药治病。神农尝百草，是一种勇于探索的伟大义举，是一种舍生忘死的高尚行为。无怪融汇了几代医药学家的辛勤劳动与智慧的第一部中药学典籍的作者们，宁肯隐去自己的姓名，而冠以"神农"之名——《神农本草经》，除了受汉代托古之风的影响之外，恐怕也包含着对这位传说中的中华民族药物学圣人的一种纪念吧！

"毒药"一词文化内涵丰富。正是这千百种"毒药"，为中华民族的繁衍生息、疗病保健做出了不可磨灭的贡献。对于"无毒副作用"的广告宣传决不可轻信。因为古代医药学家们早就警示过我们，即使人参（最补的药）、甘草（最平和的药）也属毒药之类。

二、"四气"疗疾

中药还有"气"吗？"气"是什么？它能治病吗？我们的回答都是肯定的。《神农百草经》中说："药有寒、热、温、凉四气。"药之"四气"便由此而来，它是特指"4种药性"。我们的先祖用寒、热、温、凉来诠释药的特性，比"毒"要具体、科学多了，这其中也充满了文化的意味。中药的4种特性——体现在每一味药中，因此它对于疗疾治病十分重要。对于寒病就要用热性药，对于热病就要用寒性药，这里药性与病性是相逆的，所谓相反相成，这就是本草文化的一种具体表现。若非如此，如果"以热益热（用热药治热病），以寒增寒"就会导致"精气内伤，不见（现）于外"，这是治疗上严重的失误。运用

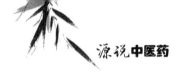

药的"四气"来治病，许多服用过中药的人，或许对此知之甚少。

三、药补趣话

中药的补不仅内容丰富，而且别具文化情趣，有补心、补气、补血、补肾、补脾、补肝、补肺、补阴、补阳等等，与之相应的方药有补心丹、补肝散、补肺散、归脾汤、补阴丸、补血荣筋丸、补中益气汤、补阳还五汤、补肾磁石丸、补肺阿胶汤等等，此类补法多是补脏气。这个"补"是调理、增加的意思，这个"气"是指脏腑生理功能。补脏气，就是用药物进行调理，以增强五脏六腑的生理功能，使之发挥正常作用，具有治本的作用。

《神农本草经》把药分为上、中、下三品（类），并说："上药养命，中药养性，下药治病。"所谓养命、养性都是突出了中药调养人体的功效，从而保证机体、各个器官的功能正常，这也是许多人信奉中药的原因之一。

此外，还有味补。《神农本草经》中说："药有酸、咸、甘、苦、辛五味"。这五味对人有何作用呢？《素问·宣明五气》中讲得明白："五味所入：酸入肝、苦入心、甘入脾、辛入肺、咸入肾。"可见，药味不同，功效各异，原因是酸味能收能涩，苦味能泄能燥，甘味能补能缓，辛味能散能行，咸味能软坚润下。根据五味的药用功能与进入相应脏腑的情况，也可以发挥其"补"（补养、调理）的作用。

四、药中哲理

中药有它的药理，还有它的哲理，但哲理常为人们所忽视或不识。哲学是教人如何从更高层次认识事物、认识世界，并从中找出规律，以更好地指导人们从"必然王国"进入"自由王国"。药中哲理表现为药性有阴阳、治则有"反治"和用药讲"中和"。

1. 药性有阴阳

《神农本草经》说："药有阴阳配合"。后世医药学家多用阴阳来阐述药理。金元四大家之一的李东垣在《东垣十书·汤液本草·药类法象》一章中说道："温凉寒热，四气是也。温热者，天之阳也；凉寒者，天之阴也。此乃天之阴阳也……辛、甘、淡、酸、苦、咸，五味是也。辛、甘、淡者，地之阳也；酸、苦、咸，地之阴也。此乃地之阴阳也。味之薄者，为阴中之阳，味薄则通，酸

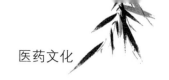

苦咸平是也；味之厚者，为阴中之阴，味厚则泄，酸味咸寒是也。气之厚者，为阳中之阳，气厚则发热，辛甘温热是也；气之薄者，为阳中之阴，气薄则发泄，辛甘淡平凉寒是也……气味辛甘发散为阳，酸甘涌泄为阴。"李东垣通过阴阳，既阐释了药之特性，又阐明了药之功效，是对药性的高度概括。

2. 治则有"反治"

中医治病有"正治"和"反治"。"正治"是指常规治疗，"反治"之法，既体现了中医的辩证论治，又体现了用药的辩证法，具有深邃的哲学内涵，也是中医药文化的独特之处。

3. 用药讲"中和"

"中和"是儒家哲学，认为能"致中和"，则无事不达于和谐的境界。《说文》云："……事之调适者谓之和。""中和"用于药理，含义有两层：一是调和，以不同的因素适度配合，使之比例恰当，如厨师之烹调羹汤，含有"方法"的意思；二是和谐、均衡、统一的状态。古代的医药学家就是站在"中和"的高度来处方配药，使药性处于最佳的协调状态，发挥最佳的治疗效果。

中药的方剂之所以具有数千年的生命力，这绝不是偶然的，是因为它以古代哲学为基石、为指导，这在世界药学文化中都是独一无二且独具特色的。它不仅融汇了我们祖先在药学上唯物辩证的睿智，而且形成了中药方剂必须遵循的圭臬，具有极其丰厚的文化底蕴。

神奇针灸

一、针灸的起源与发展

（一）针灸的起源

针灸学起源于中国，具有悠久的历史。根据古代文献记载，早在我国远古时期，人们偶然被一些尖硬物体，如石头、荆棘等碰触了身体表面的某个部位，会出现意想不到的疼痛被减轻现象。古人开始有意识地用一些尖利的石块来刺身体的某些部位或人为地刺破身体使之出血，以减轻疼痛。古书上曾多次提到针刺的原始工具是石针。这种石针大约出现于距今8000～4000年前的新石器时

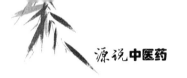

代，相当于氏族社会后期，提示当时的人们已掌握了一定的磨制技术，能够制作出一些比较精致、适合于刺入身体以治疗疾病的石器。这种石器就是最古老的医疗工具砭石。人们就用"砭石"刺入身体的某一部位治疗疾病。砭石在当时还常用于外科化脓性感染的切开排脓，所以又被称为石针。《山海经》说的"有石如玉，可以为针"，是关于石针的最早记载。我国的考古工作者曾发现过砭石实物。可以说，砭石是后世刀针工具的基础和前身。

1963 年，在内蒙古自治区多伦旗头道洼新石器时代遗址曾出土了一枚磨制的石针。这根石针长 4.5 厘米，一端有锋，呈四棱锥形，可以用来放血；另一端扁平有弧刃，刃部宽 0.4 厘米；中身有四棱略扁，横断面呈矩形，可以用来切开脓疡。经过鉴定，认为它是针法的原始工具——砭石。1978 年，在内蒙古自治区达拉特旗树林召公社出土的文物中曾发现一枚青铜针。据考证，此针为战国至西汉时期的器物。针长 4.6 厘米，一端有锋，呈四棱形，另一端扁平有弧刃，可以用来切割脓肿，也可以用来放血。这根针与头道洼砭石比较，二者的形状和大小都非常相似，因此它可能是继承了砭石的形制。陕西中医药大学将它名之为"青铜砭针"。1956 年河南郑州商代遗址出土的一枚小剑形玉质砭石很像《黄帝内经》中所说的铍针。1972 年河南省新郑县的一座春秋战国时期的郑韩故城遗址出土了一枚砭石，长 6.3 厘米，横断面微呈椭圆形，直径为 0.7～0.8 厘米，一端圆如卵形，另一端呈三棱锥形，针尖缺损，很像《黄帝内经》中所说的圆针和锋针的形状。我国考古学家发现的这些砭石，更加有力地证明了砭针起源于我国的石器时代。

随着古人智慧和社会生产力的不断发展，针具得到了不断革新。石器时代是用砭石（即石针）治病。到了春秋战国时期（前 770—前 221 年）发明了冶金术，人们便用金属制成铜针、铁针，代替了原始的石针。所以《灵枢·九针十二原》篇中说："余哀其不给，而属有疾病、余欲勿使被毒药，无用砭石，欲以微针通其经脉，调其血气，营其逆顺出入之会。"又说："九针之名，各不同形。"由此可见，此时已经出现了金属针具，金属制的"九针"的广泛应用完全取代了砭石，这是针灸发展史上的一次飞跃。随着生产力的发展，汉代早期出现了金针、银针等针具。现代所用的针具大多为不锈钢制成的毫针、三棱针和皮肤针等，都是由此演变而来的。

灸法产生于火的发现和使用之后。根据考古资料证明，距今约 50 万年以

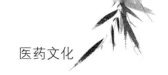

前，我们的祖先就已经开始用火了。在用火的过程中，人们发现身体某部位的病痛经火的烧灼或烘烤会缓解或解除，继而学会用兽皮或树皮包裹烧热的石块、砂土进行局部热熨，并逐步发展为以点燃树枝或干草烘烤来治疗疾病。经过长期的摸索，人们选择了易燃而具有温通经脉作用的艾叶作为灸法的主要材料，将其用于体表局部进行温热刺激，从而使灸法与针刺一样，成为防病治病的重要方法。由于艾叶具有易于燃烧、气味芳香、资源丰富、易于加工贮藏等特点，因而后来成为最主要的灸法原料。

"砭而刺之"渐发展为针法，"热而熨之"渐发展为灸法，这就是针灸疗法的前身。

（二）针灸的发展

针灸治疗方法是在漫长的历史过程中形成的，其学术思想也随着临床医学经验的积累渐渐完善。1973 年长沙马王堆三号墓出土的医学帛书中有《足臂十一脉·灸经》和《阴阳十一脉·灸经》，论述了 11 条脉的循行分布、病候表现和灸法治疗等，已形成了完整的经络系统。《黄帝内经》是现存的中医文献中最早而且完整的中医经典著作，已经形成了完整的经络系统，即有十二经脉、十五络脉、十二经筋、十二经别，以及与经脉系统相关的标本、根结、气街、四海等，并对腧穴、针灸方法、针刺适应证和禁忌证等做了详细论述，尤其是《灵枢》所记载的针灸理论更为丰富而系统，所以《灵枢》是针灸学术的第一次总结，其主要内容至今仍是针灸学的核心内容，故《灵枢》又称为《针经》。继《内经》之后，战国时代的神医扁鹊所著《难经》对针灸学说进行了补充和完善。

晋代医学家皇甫谧潜心钻研《内经》等著作，撰写成《针灸甲乙经》。书中全面论述了脏腑经络学说，发展并确定了 349 个穴位，并对其位置、主治、操作进行了论述，同时介绍了针灸方法及常见病的针灸治疗，是针灸学术的第二次总结。

唐宋时期，随着经济文化的繁荣昌盛，针灸学术也有了很大的发展，唐代医学家孙思邈在其著作《备急千金要方》中绘制了彩色的明堂三人图，并提出阿是穴的取法及应用。到了宋代，著名针灸学家王惟一编撰了《铜人腧穴针灸图经》，考证了 354 个腧穴，并将全书刻于石碑上供学习者参抄拓印。

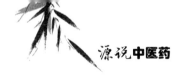

他还铸造了两具铜人模型，外刻经络腧穴，内置脏腑，作为针灸教学的直观教具和考核针灸医生之用，促进了针灸学术的发展。

元代滑伯仁所著的《十四经发挥》，首次将十二经脉与任、督二脉合称为十四经脉，对后人研究经脉很有裨益。

明代是针灸学术发展的鼎盛时期，名医辈出，针灸理论研究逐渐深化，也出现了大量的针灸专著，如《针灸大全》《针灸聚英》《针灸四书》，特别是杨继洲所著的《针灸大成》，汇集了明以前的针灸著作，总结了针灸治病的临床经验，内容丰富，是后世学习针灸的重要参考书，是针灸学术的第三次总结。

到了清代，清王朝对针灸采取歧视的态度，停止了太医院的针灸科。1840年鸦片战争以后，随着帝国主义的入侵，西洋医学传入中国，中医受到排挤。国民党统治时期，又下令废止中医，致使中医事业包括针灸受到严重的摧残。但由于针灸简便有效，扎根于群众，故仍在民间广泛流传。中国共产党对中医药学极为重视，早在解放战争时期就提倡中西两法治病，举办针灸培训班，培养针灸医生，推广针灸疗法，出版针灸书籍，深受群众的欢迎。

新中国成立后，针灸更加受到重视，有了很大的发展。全国各地先后成立了中医学院，开设了针灸专业，中医医院设立了针灸科，中国中医科学院建有针灸研究所，每年接待来自海内外的学员来学习针灸疗法。近年来，许多中医药院校还相继设立针灸学院，使针灸在教学、医疗、科研等方面都获得了巨大的成就。

近年来，多学科协作，深入研究针灸治病的原理，证实针灸对机体各系统功能有调节作用，能增强机体的抗病能力。

二、神奇的经络

（一）经络的起源

根据《黄帝内经》的记载，我国两千多年前就已形成经络学说。经络学说与针灸的发展关系极为密切。它是我国古代劳动人民和医学家在长期的医疗实践中不断观察总结而逐步形成的。古人在长期的生活和医疗实践中，通过砭针按压病变部位，疾病得以缓解，逐步发现了穴位，在穴位不断增多的基础上，按照穴位的主治作用，并结合针刺后的感应情况，将具有相同作用

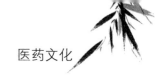

的散在穴位，由点到线地联起来，归纳成若干经线，从而形成了经络。

（二）经络系统的组成

经络系统，以十二经脉为主体。经络在内能连属于脏腑，在外则连属于筋肉、皮肤。由于它们沟通内外，贯串上下，互相联系，彼此衔接，所以构成了一个完整的经络系统。

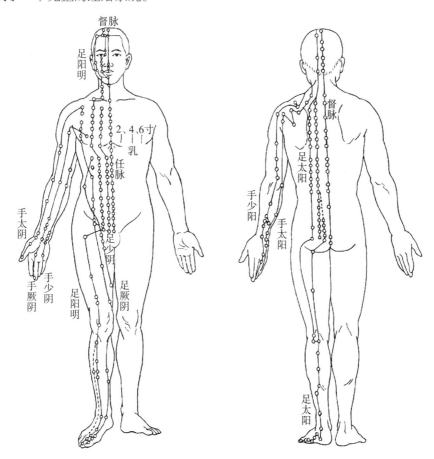

人体经络穴位图

1. 十二经脉

十二经脉即手三阴经（手太阴肺经、手厥阴心包经、手少阴心经）、手三阳经（手阳明大肠经、手少阳三焦经、手太阳小肠经）、足三阴经（足太阴脾

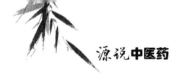

经、足厥阴肝经、足少阴肾经）、足三阳经（足阳明胃经、足少阳胆经、足太阳膀胱经）的总称。

十二经脉是组成经络系统的主体，是气血运行的主要通道。十二正经与中医学的五脏六腑相连，并以五脏六腑命名，环绕周身，首尾相连。

2. 奇经八脉

奇经有八条，即任脉、督脉、冲脉、带脉、阴跷脉、阳跷脉、阴维脉、阳维脉，合称"奇经八脉"，有统率、联络和调节十二经脉的作用。

3. 十二经别

十二经别是从十二经脉别出的经脉，主要是加强十二经脉中相为表里的两经之间的联系，由于它通达某些正经未循行到的器官与形体部位，因而能补正经之不足。

4. 十二经筋

十二经筋是十二经脉之气结聚散络在四肢关节、肌肉的筋膜组织。对人体的肌肉、骨节有约束和联结作用。

5. 十二皮部

十二皮部是十二经脉功能活动反映于体表的部位，也是络脉之气散布的所在。

6. 十五络脉

十二经脉和督、任二脉各自别出一络，加上脾之大络，共计15条，称为十五络脉。它们的作用主要是沟通阴阳表里的经脉，加强十二经脉的循环传注。

（三）经络的功能

经络系统在生理功能、病理变化、诊断和治疗方面都起着重要的作用，历代医家均给予高度重视。正如《灵枢·经脉》中所载述："凡刺之理，经脉为始……经脉者，所以能决死生，处百病，调虚实，不可不通。"指出十二经脉对于维持人体生命活动、处理各种疾病、调整机体虚实等，具有极为重要的意义。《灵枢·经别》中也有类似的说法，如："夫十二经脉者，人之所以生，病之所以成；人之所以治，病之所以起；学之所始，工之所止也。"经络在人体有着独特的作用。

1. 经络在生理方面具有内连脏腑，外络肢节；运行气血，濡养周身等作用

（1）内连脏腑，外络肢节：人体的五脏六腑、四肢百骸、五官九窍、皮肉筋骨等组织器官之所以能保持相对的平衡与统一，完成正常的生理活动，

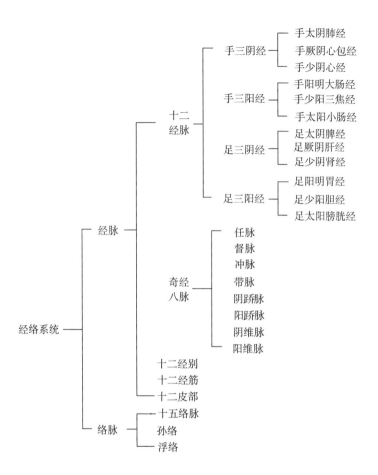

是依靠经络系统的联络沟通而实现的。

（2）运行气血，濡养周身：人体生命活动的物质基础是气血，其作用是濡润全身脏腑组织器官，使人体完成正常的生理功能。经络是人体气血运行的通道，通过经络系统将气血及营养物质输送到周身，从而完成和调于五脏、洒陈于六腑的生理功能。

（3）保卫机体，抵御外邪：经络系统的作用是"行气血而营阴阳"，营行脉中，卫行脉外，使营卫之气密布周身。外邪侵犯人体往往由表及里，先从皮毛开始，卫气是一种具有保卫作用的物质，它能抵御外邪的侵犯，其充实于络脉，络脉散布于全身，密布于皮部，当外邪侵犯机体时，卫气首当其冲发挥其抵御外邪、保卫机体的屏障作用。

（4）生殖功能：经脉中的任脉和冲脉与生殖功能较为密切。《黄帝内经》

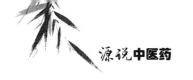

中有较多的论述。

"女子七岁，肾气盛，齿更发长；二七天癸至，任脉通，太冲脉盛，月事以时下，故有子……六七三阳脉衰于上，面皆焦，发始白；七七任脉虚，太冲脉衰少，天癸竭，地道不通，故形坏而无子也。"

"丈夫八岁，肾气实，发长齿更；二八肾气盛，天癸至，精气溢泻，阴阳和，故能有子……五八肾气衰，发堕齿槁；六八阳气衰竭于上，面焦，发鬓斑白；七八肝气衰，筋不能动，天癸竭，精少，肾脏衰，形体皆极；八八则齿发去。"

（5）传导功能：经络组成中的"经筋"是包括有传导功能的。《黄帝内经》中有"经筋"受刺激或受伤而出现相应的反应和症状的记录。如出现感应传导、疼痛、肌肉痉挛、项颈强急、目不合、脊反折、对侧肢体感觉运动障碍等等。

"手太阳之筋，起于小指之上，结于腕，上循臂内廉，络于肘内锐骨之后，弹之应小指之上。入结于腋下……其病小指支，肘内锐骨后廉痛。"

"足少阳之筋，起于小指（趾）次指，上结外踝，上循胫外廉，结于膝外廉……上额角，交巅上……从左之右……左络于右，故伤（头）左角，右足不用。命曰维筋相交。"

2. 经络在病理方面具有反映病候、传导病邪的作用

（1）反映病候：经络形态上的完整性受到损害，或其运行气血的功能失调，或其保卫机体的防御功能障碍，都会发生病理反应，出现疼痛、麻痹、皮肤电阻降低等。中医学中的"痛则不通，通则不痛"，就是根据经络及其运行气血功能失常，气滞血瘀时出现的病理反应的总结。

（2）传导病邪：当病邪（致病的因素）侵犯机体时，常先作用于皮肤腠理（毛囊孔、汗腺孔等），如果留而不去，则沿经络向里侵入，由表入里，而至脏腑。如《素问·缪刺论》说："夫邪之客于形也，必先舍于皮毛，留而不去，入舍于孙脉，留而不去，入舍于络脉，留而不去，入舍于经脉，内连五脏，散于肠胃。"反之，如果疾病起于脏腑，也可以在体表出现反应，及其相应的经脉穴位处出现异常变化，如压痛敏感点、条索状物、结节状物、低电阻点等。如《素问·脏气法时论》说："肝病者，两胁下痛引少腹"等。

3. 经络在诊断和治疗方面的作用

由于经络循行有一定部位，十二经脉又与一定脏腑有属络关系，因此，脏腑经络有病可在一定部位反映出来。这样就可以根据疾病在各经脉所经过

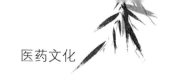

部位的表现，作为诊断依据。如头痛可根据经脉在头部的循行分布规律加以辨别，如前额痛多与阳明经有关；两侧痛与少阳经有关；枕部痛与太阳经有关；颠顶痛与足厥阴经有关。此外，还可根据某些点上的明显异常反应如压痛、结节、条索状等帮助诊断。

针灸治疗时，可以根据某经或某脏腑的病变，选取相关经脉上的腧穴进行治疗。例如头痛可根据其发病部位，选取有关腧穴进行针刺，如阳明头痛取阳明经腧穴，两肋痛取肝经腧穴。在药物治疗上，也常根据归经理论，选取特定药治疗某些病。如柴胡入少阳经，少阳头痛时常选用等。

（四）经络奇象——循经感传现象

循经感传现象，古称"得气""气至"，是指针灸刺激人体穴位时出现的酸、麻、胀、痛、凉、热等感觉，是古典医籍记载的经脉循行路线传导的现象。

1972～1978年，全国有20多个省、市、自治区的30多个单位，按着统一的标准和方法进行的循经感传现象调查发现，循经感传是客观存在的。在华北、东北、西北三地调查的16504人中，出现循经感传的有3218人，出现率为19.5%；其中显著者66人，占0.4%。在华东、中南、西南三地区调查的48198人中，有9905人出现循经感传现象，出现率为20.6%；其中显著者160人，占0.3%。

循经感传现象虽与古典医籍的经络循行路线基本一致，但也存在不同程度的变异，表现为超过、不及、串行或不循经。一般来说，四肢上的循经感传路线与经脉循行大多一致，躯干的感传路线常偏离，头面部的感传路线变异较大，刺激两侧同名经穴引起的感传路线，有的人是对称的，有的人则不完全对称，个别病例，针刺一侧的穴位，可以同时引起两侧的循经感传。

循经感传现象的出现与健康和疾病的关系也不一致，有的报道认为健康人群的感传出现率较患病人群组高出数倍，也有的报道认为健康人群和病人组的循经感传出现率与其显著程度的分布无明显差异。

循经感传速度的个体差异性很大，与刺激的部位、刺激的方法、刺激的频率、刺激的强度，以及局部环境温度等都有一定关系。

三、神奇的穴位

（一）穴位名称的由来

古人对腧穴的命名，取义很广，可谓上察天文，下观地理，中通人事，

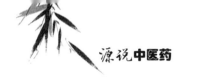

远取诸物，近取诸身。著名医学家孙思邈在《千金翼方》中说："凡诸孔穴，名不徒设，皆有深意"。穴位的命名方式大体可分为几类。

1. 源于天文星象

如日月、璇玑、华盖、太乙等。

2. 以地理名称进行比喻

（1）以山陵、丘墟比喻腧穴的形象：如承山、大陵、梁丘、商丘、丘墟等。

（2）以溪谷、沟渎比喻腧穴的形象：如后溪、阳溪、合谷、陷谷、水沟、支沟、四渎、中渎等。

（3）以海泽、池泉、渠渊比喻腧穴的气血流注：如少海、小海、尺泽、曲泽、阳池、曲泉、涌泉、经渠等。

（4）以街道、冲处、市廊比喻腧穴的通路或处所：如水道、关冲、风市等。

3. 源于古代解剖名词术语

以古代解剖位置的名称命名：如绝骨在小腿的胫骨处，曲骨在耻骨联合上缘处，即包含了解剖位置。其他如腕骨、完骨、大椎、京骨、巨骨。髎意为骨隙处，如瞳子髎、颧髎、上髎、次髎、中髎、下髎。

4. 以物象名称比喻腧穴部位

（1）以动物名称比喻腧穴的部位：如鱼际、鸠尾、伏兔、鹤顶、犊鼻等。

（2）以植物名称比喻腧穴的部位：如攒竹、禾髎等。

（3）以建筑物形容腧穴的部位：如天井、巨阙、内关、曲垣、库房、府舍、天窗、地仓、梁门、紫宫、内庭、气户等。

（4）以生活用具比喻腧穴的部位：如大杼、地机、颊车、阳辅、缺盆、天鼎、悬钟等。

5. 源于中医基础理论

有很大一部分穴名是取义于中医基础理论中的阴阳、脏腑、气血等，如阴谷、阳池、心俞、肝俞、脾俞、肺俞、肾俞、气海、血海等。

6. 源于腧穴的主治功能

以腧穴的治疗作用命名，如听会能改善听力，迎香能改善嗅觉，光明能改善视力，他如水分、交信、承泣、筋缩等均包含了穴位的主治功能。

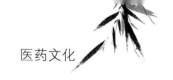

7. 以人体部位和经脉分属阴阳命名

如阳陵泉、阴陵泉、阴都、阳纲、三阴交、三阳络等。

如有一个叫四白的穴位："四"其实是一只画着的眼睛，是古代造字六法之象形造字法"👁"演变而来；"白"是指明亮清楚，故四白穴当解为这个穴位的功能是能使"眼睛明亮清楚"。

当我们把拇指和食指合拢时，中间的肌肉隆起来形似一粒"稻谷"。因为是二指合拢才显现的，于是把位于这里的一个穴位叫合谷穴。我们把拇指跷起，可见到拇指根部的两根筋（肌腱），这两根筋中间凹陷，如溪似沟，因在阳侧，于是把位于这里的一个穴位叫阳溪穴。

由此而来的穴位名称不仅仅是体表某一点的符号和标志，更有它广泛的内涵和形意，能使人顾名知义，如气海穴乃气之汇聚之所；顾名知里，如肺俞穴，里通于肺；顾名知位，如耳门穴，必在耳部；顾名知用，如神门穴，必能用于调神。

（二）穴位的产生与发展

腧穴是人们在长期的医疗实践中陆续发现的。远在新石器时代，我们的祖先就已经使用砭石来砥刺放血，割刺脓疡；或用热熨、按摩、叩击体表；或在体表某一部位用火烤、烧灼等方法来减轻和消除伤痛。久之，逐渐意识到人体的某些特殊部位具有治疗疾病的作用，这就是腧穴发现的最初过程。

起初，只是在病痛的局部作为刺灸的部位，即"以痛为腧"（《灵枢·经筋》）。当时，既没有固定的部位，也无所谓穴名。后来，随着医疗经验的积累，才把某些特殊的"按之快然""驱病迅捷"的部位称为"砭灸处"。如扁鹊治虢太子尸厥，取"三阳五会输"；马王堆汉墓出土的《帛书·脉法》中有"阳上于环二寸而益为一久（灸）"；《五十二病方》中有"久（灸）足中指""久（灸）左"等，这些都指的是刺灸的部位。这说明，早在战国初期已形成了穴的概念，又经过长期大量的医疗实践，人们对腧穴的部位特点和治疗范围的认识更深入一步，不仅确定了位置，明确了主治，并赋予了名称，之后又进行了系统的分类。

我国最早的经典医籍《黄帝内经》（简称《内经》）一书，便论及了腧穴的部位、名称、分经、主治等，为腧穴学的形成与发展奠定了基础。其后《黄帝八十一难经》（简称《难经》）又提出了八会穴，并对俞募穴、原穴、五腧穴均有所阐发。晋代皇甫谧根据《素问》《灵枢》《明堂孔穴针灸治要》

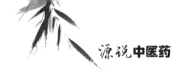

编纂而成《针灸甲乙经》（简称《甲乙》），这是我国现存最早的针灸专著。全书共 12 卷，128 篇，其中 70 余篇专讲腧穴方面的内容。对其穴名、别名、位置、取法、主治、配伍、何经脉气所发、何经所会、针刺深浅、留针时间、艾灸壮数、禁刺禁灸，以及误刺、误灸所带来的后果都进行了论述，并对腧穴的顺序进行了整理，头面、躯干以分区画线排列，四肢以分经排列。该书集晋代以前针灸学之大成，为腧穴学理论实践的发展做出了重大贡献。

唐代孙思邈著《备急千金要方》（简称《千金方》）及《千金翼方》（简称《千金翼》）各三十卷，发展了腧穴的配伍，收集了大量的经外奇穴，以及便于实践的三里保健灸等，扩大了腧穴防治疾病的范围。他又绘制了彩色的《明堂三人图》，分别绘成十二经脉、奇经八脉等，惜已散佚。

宋代王惟一于天圣四年（1026 年）奉诏对针灸腧穴重新厘定，订正讹谬，撰著《铜人腧穴针灸图经》（简称《铜人》）三卷。该书详载穴位的名称、部位、主治、刺灸等，并在个别重要穴位下收载了历代名医针灸治验案例，还绘有十二幅十二经经穴图谱，由当时官府刊行。第二年铸成两具腧穴铜人模型作为教具，为学习针灸提供了方便，给后世针灸教学树立了典范。用铜人扎针考试医生的方法，一直沿袭到明代，对提高针灸的教学效果做出了杰出的贡献。他还将铜人刻于石碑上，昭示于众，以便学者观摩。

元代滑伯仁著《十四经发挥》（简称《发挥》）三卷，始将任、督二脉与十二经脉合称为十四经，又承《圣济总录》（简称《圣济》）和《金兰循经》，把全身经穴按《灵枢·经脉》的循行顺序排列，称"十四经穴"。

明代杨继洲撰《针灸大成》（简称《大成》）十卷，汇集了明代以前针灸医籍中之精华，是一部总结性的针灸著作。该书对腧穴主治各症，分门别类加以论述，颇为详尽，又列举了辨证选穴的范例，充实了针灸辨证论治内容，并附有针灸医案，为后人所借鉴。

清代针灸不如明代昌盛，在医界重药轻针的情况下，李学川提出针灸与方脉可以左右逢源，因此撰《针灸逢源》（简称《逢源》）六卷。他将历代针灸医籍中所载十四经经穴数目收集了 361 个，一直沿用至今。鸦片战争以后，针灸日趋衰落。

新中国成立以来，随着中医事业的发展，针灸学也受到了应有的重视。针灸工作者对腧穴的作用，以及一些规律性联系等进行了大量临床和实验研

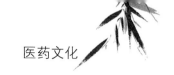

究，并取得了初步成果；又陆续发现了一些新的有效腧穴，使腧穴学得到不断地充实和提高。此外，还对穴名、拼音，以及经穴的数目和排列顺序等的统一做了大量的工作。这一切对腧穴学的发展、认识的深化和理论的充实都有着重要的意义。

四、丰富多彩的针灸术

传统的针灸术是针法和灸法的总称。针法就是根据病症，把毫针刺入人体相关的穴位，用捻转等手法来治病；灸法通常选择具有温通经脉作用的艾叶作为主要材料，按一定的穴位来熏灼体表局部，利用温热刺激进行治疗。针灸是通过刺激经络穴位来产生治疗作用，包括针刺、艾灸、拔罐、刮痧、耳针、穴位注射、穴位埋线等多种形式。

（一）针法

几千年前我们的祖先用砭石，之后用骨针，然后发展到金属针，现在大多使用不锈钢针、银质针、金质针。古代把针具分为9种，即"九针"，现在从形态上区分，有三棱针、梅花针、毫针，其中不锈钢毫针是最常用的。近年来，针法也不断创新。

1. 根据针刺部位分类

根据针刺部位可分为头针疗法、耳针疗法、眼针疗法、面针疗法、手针疗法、鼻针疗法、足针疗法、腕踝针疗法等。

头针疗法是针刺头部经络穴位治疗病证的一种方法。

1970年以来，头针疗法在我国逐步推广应用，不久，这种疗法也成为一些国家临床医生常用的治病方法之一。头针疗法是在传统的针灸疗法基础上发展起来的，其所用的穴位与经络、穴位和脏腑有密切联系。

头针穴名反映了经络、穴位等理论和特点。1984年5月，世界卫生组织西太区在日本东京召开针灸穴名标准化工作组会议，经过讨论，决定按照分区定经，经上选穴，并结合古代透刺穴位（一针透双穴或三穴）方法原则，制订了头针穴名标准化方案。

耳针疗法是针刺耳郭上的穴位治疗病证的一种方法。

在耳郭上诊治疾病，其历史可以追溯到战国时代，即公元前四五百年。成书于秦汉时代的医籍《灵枢经》，就记载有耳与经络和望耳诊病的内容。如

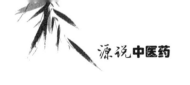

"耳聋无闻，取耳中"。唐代《备急千金要方》有取耳穴治疗黄疸病、寒暑疫毒等的记述。明代《针灸大成》有刺耳尖治眼病的方法，清代《厘正按摩要术》绘有五脏在耳郭上的投影图，即耳背五脏穴图。

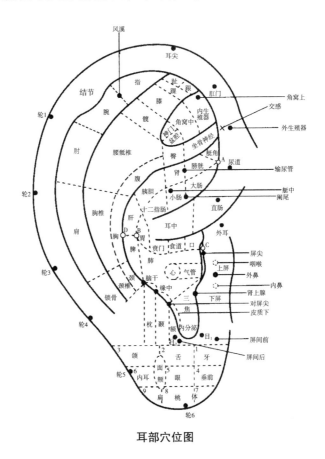

耳部穴位图

近三四十年来，国内外的耳针疗法临床与理论研究都有了很大的发展。

1987年6月25~30日，世界卫生组织西太区在韩国汉城召开的第三次针灸穴名标准化工作会议上，在我国提交大会的耳穴命名方案（90个穴名）的基础上，讨论通过了标准耳穴名79个。

耳针疗法对内科、外科、五官科、妇科、皮肤科的不少病证都有良好治疗效果。

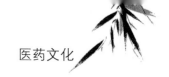

眼针疗法是针刺眼区穴位治疗病证的一种方法。

眼与脏腑经络的关系也很密切，膀胱经、胃经、胆经起于眼区，三焦经止于眼区，心经、肝经有支脉连目系。古人将眼球分为八个经区，配八卦的乾、坎、艮、震、巽、离、坤、兑。其中五个区每区各两个穴、三个区各 1 穴，共 13 穴。

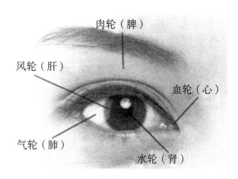

眼部穴位图

面针疗法是针刺面部穴位治疗病证的一种方法。

面部与全身经络、脏腑有着密切联系，五脏六腑、四肢百骸皆在面部有投影区。十二经脉中的手足三阳经皆分布在面上，督脉、任脉也到面部。手足三阴经中的心经，"上夹咽，系目系"，肝经"上入颃颡，连目系上出额，与督脉会于头顶"。

面针疗法的穴名有 24 个。其中不少与经穴同位而异名。

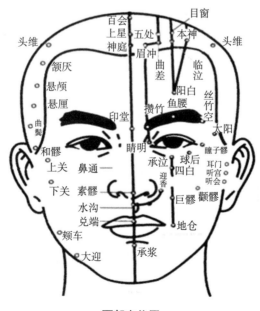

面部穴位图

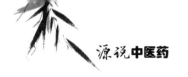

鼻针疗法是针刺鼻部穴位治疗病证的一种方法。

鼻居面部之中，古称"名堂"，与全身气血和心肺有密切的关系。"五气入鼻，藏于心肺。"鼻穴呈三条线状排列。正中线上 9 个穴名；内侧线 5 个穴名，左右对称计 10 穴；外侧线 9 穴名，左右 18 穴。

手针疗法是针刺手部新穴治疗病证的一种方法。

十二经脉中的手三阴经分布于手掌，手三阳经分布于手背。手六经并借助支脉与脏腑相连、足六经相通。手部穴为一名双穴，共 34 穴名。

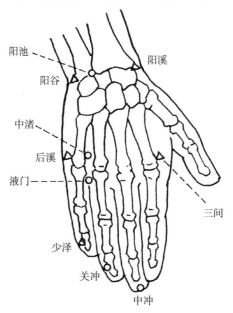

手部穴位图

足针疗法是针刺足部新穴治疗病证的一种方法。

十二经脉中足三阴经、足三阳穴分布在足上，并借助支脉与脏腑及手六经相连。一脚 30 个刺激点，无名称，按 1～30 序号排列。

腕踝针疗法是针刺腕部、踝部穴治疗病证的一种方法。

腕部有六个针刺穴点，约在腕横纹上二横指（内关、外关）的一圈处。

踝部也有六个针刺穴点，约在内外踝上三横指（相当于三阴交、绝骨）一圈处。

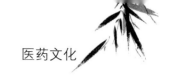

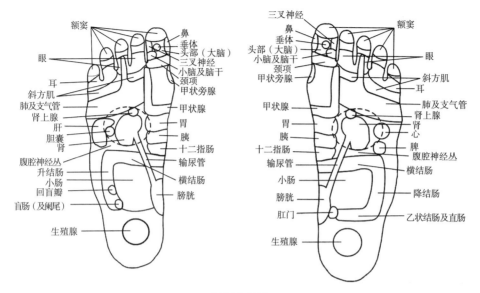

足部穴位图

2. 根据作用于穴位的器物分类的疗法

除了毫针疗法以外，根据作用于经络的器物的不同，可分为穴位电针疗法、皮肤针疗法、刺血疗法、穴位埋线疗法、穴位药物注射疗法、小针刀疗法、穴位超声刺激、穴位磁疗法和穴位超激光照射疗法等。

电针疗法是在毫针疗法的基础上，再加以接近人体生物电的微量电的脉冲刺激治疗疾病的一种方法，是针与电流刺激相结合的治疗方法。其可代替手法运针。

皮肤针疗法是用特质的丛针器具弹刺体表经络穴位治疗疾病的一种方法。

皮肤针疗法是由古代的"半刺""浮刺"和"毛刺"演变来的，丛针由于针数多少的不同而名称各异。由五支针组成的丛针，因其形状如梅花，则叫作梅花针。由七支针组成的丛针，因其形状如七星，叫作七星针。由18支针组成的丛针，因其数目与十八罗汉相同故叫罗汉针。

刺血疗法是由三棱针等刺破患者身体的某些穴位或浅血络，放出少量血液治疗疾病的一种方法，又叫三棱针疗法，或刺血络疗法。三棱针是由古九针中的锋针演变来的。

穴位药物注射疗法是将小剂量药液注入穴位治疗疾病的一种方法，又叫

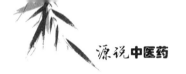

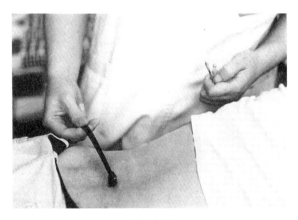

皮针疗法

水针疗法、穴位注射疗法。

穴位埋线疗法是用器具将一段医用羊肠线埋入穴位内治疗疾病的一种方法。

穴位磁疗法是用一定医疗量的磁性物体，作用于人体的经络穴位来治疗疾病的一种方法，又称"磁穴疗法""经络磁场疗法""耳穴磁珠疗法"等。

《神农本草经》有磁石入药的记载，云："慈（磁）石味辛寒，主周痹、风湿、肢节肿痛、不可持物，除大热烦满及耳聋。"

明代李时珍的《本草纲目》也有磁石治病的记载。如："养肾脏、强筋骨、益精除烦、通关节、消痈肿、鼠瘘、项核、喉痛、小儿惊痫……"

20世纪60年代开始人们用铁氧体磁块敷贴在经络穴上治疗病证。70年代起将各种磁疗器械用于疾病治疗，促进了磁穴疗法的发展。

穴位磁疗法用的磁材料一般为磁片、磁珠。磁场强度为300～3000高斯。

穴位激光照射疗法是采用医疗用量的激光束照射穴位治疗疾病的方法。

激光是20世纪60年代发展起来的一门科学。激光是一种新光源，激光疗法是利用微细激光照射穴位来治疗疾病，其具有无痛、无菌、快速等特点，深受年老体弱和有恐惧心理的患者、儿童的欢迎。

（二）灸法

中医针灸一般人只理解为银针治疗，其实还包括"灸"。只不过同是利用经络穴位治疗疾病，一个是以银针为工具，一个是以艾条为工具；一个用银

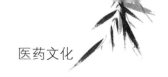

针疏通经络,一个用热度温通经络。

灸疗所用的燃料,最初是树枝。以艾作为主要燃料,盛行于春秋战国时期。《孟子·离娄》篇中说:"七年之病,求三年之艾。"《灵枢·经水》篇中也说:"其治以针艾。"

艾灸一般分为艾炷灸和艾条灸两大类。艾炷灸又有直接灸和间接灸之分。直接灸有瘢痕灸和无痕灸,间接灸有隔姜灸、隔蒜灸等;艾条灸有悬灸和实按灸等。

除了艾灸,灸法中还有一种非火热灸法,叫天灸,又称发泡疗法。天灸是中医传统外治疗法,是借助药物对穴位的刺激,使局部皮肤发红充血,甚至起泡,以激发经络、调整气血而防治疾病的一种方法。三伏天在患者背部穴位上贴药,通过将特殊调配的药物贴敷于特定的穴位,以使药物持续刺激穴位,通经入络,达到温经散寒、疏通经络、活血通脉、调节脏腑功能的效果,既可改善临床症状,又可提高机体免疫力。其用于治疗支气管哮喘、过敏性鼻炎有非常肯定的效果。

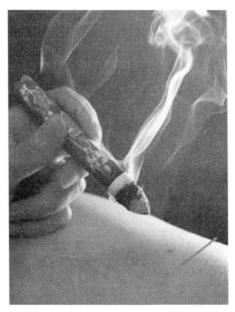

艾灸法

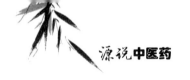

五、神奇疗效

针灸治疗需根据中医基本理论，在望、闻、问、切四诊的基础上，根据病人的不同症状，运用八纲进行辨证，然后决定针灸施治的总原则，而选择不同的方法。

针灸治疗是根据疾病发展变化的性质决定的。如《灵枢·经脉》说："盛则泻之，虚则补之，热则疾之，寒则留之，陷下则灸之，不盛不虚，以经取之。"一般而言，实证、热证、经络有瘀阻者，宜用泻法，或点刺出血，以泄邪热；虚证、寒证、中气下陷者，宜用补法、灸法，以温阳提气；对寒热虚实不明显者，宜用平补平泻的手法。

针灸治病的目的——调和阴阳、扶正祛邪、疏通经络。

1. 调和阴阳

在正常情况下，人体中阴阳双方处于相对平衡状态，一旦阴阳失去平衡，人便会产生疾病。针灸治疗的目的就在于调和阴阳，使人体达到阴阳平衡状态。针灸调和阴阳是通过经络、腧穴的配伍和针刺手法来实现的。如胃火炽盛引起的牙痛，属阳热偏盛，治宜清泻胃火，针刺可取足阳明胃经穴的内庭，采用泻法，通过清泻胃热达到止痛的效果。又如寒邪伤胃引起的胃痛，属阴邪偏盛，治宜温中散寒，针刺可取足阳明胃经穴的足三里和胃之募穴的中脘，采用泻法加灸，以温散寒邪。大量研究均已证实，针灸对脏腑器官的功能活动均有明显的双向调节作用，特别是在病理状态下，这种双向调节作用更为明显。一般而言，对于亢进、兴奋、痉挛状态的组织器官有抑制作用，对于虚弱、抑制、弛缓的组织器官则有兴奋作用。这也是针灸能治疗多种疾病的原因之一。

2. 扶正祛邪

针灸具有扶正祛邪作用，具体表现为补虚泻实。针灸的补虚泻实体现在三个方面，一是刺灸法，如艾灸多用于补虚，刺血多用于泻实；二是针刺手法，古今医家已总结出多种补泻手法；三是腧穴配伍，不少腧穴的补泻作用各异，如膏肓、气海、关元、足三里、命门等穴有补的作用，多在扶正时用；十宣、中极、水沟等穴有泻的作用，多在祛邪时用。针灸能提高机体的免疫功能，抵抗各种致病因素的侵袭，这种作用符合中医"扶正祛邪"的理论。

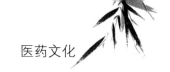

3. 疏通经络

针灸通过刺激穴位，而疏通经络，调理气血，从而达到治疗疾病的目的。针灸止痛便是通过疏通经络、解除闭阻而实现的。

针灸可治疗多种病证。

针灸具有疗效可靠、安全和简便易行的特点。针灸治疗已覆盖 16 个临床学科 532 个病症，针灸国家标准占中医药国家标准总数的 85%。其中效果显著的就有 100 多种。1979 年，世界卫生组织提出了 43 种推荐针灸治疗的适应病证，并向全世界推广。这 43 种病证是急性鼻窦炎、急性鼻炎、感冒、急性扁桃体炎……

针灸治疗疾病可分为几大类，一类是可以单独治疗的疾病，这类疾病单独使用针灸便可以治疗的疾病；一类是协助其他疗法可以治疗的疾病，还有一类是某一个阶段或者某一个症状用针灸治疗的疾病。如神经系统疾病中的中风，以及中风后遗症之瘫痪、失语等采用针灸治疗的效果明显。失眠则西药可以治疗，中药可以治疗，针灸也可以治疗，面瘫、痛证、颈椎病、急性腰扭伤、坐骨神经痛、痛经、胃溃疡、慢性胃炎等也可用针灸治疗。针灸还可以辅助治疗癌症术后放、化疗导致的白细胞减少、恶心、呕吐、厌食、脱发等，采用针灸疗法可以有效缓解恶心、呕吐等症状。还有一些病证也是这样，比如针刺麻醉，可以减少麻醉药的用量，减低麻醉药对人体的副作用，同时可以稳定血压，稳定呼吸，稳定心率，使麻醉的效果提高了。有的病证可以单独采用针灸治疗，有的病证可以针灸辅助治疗，不同阶段、不同病证是不一样的。

针灸还可用于女性更年期综合征、抗卵巢早衰、抗不孕症等。

六、中医针灸的国际化

针灸国际化始于中国针灸古代的对外交流。大约在 6 世纪，针灸就传到了东方和西方国家。541 年针灸传入朝鲜。562 年，吴人知聪带《明堂图》《针灸甲乙经》等书东渡日本，之后日本又派人来我国留学。在日本，建有专门的诊所或医院，并有针博士、针生等，近代还开办有针灸学校或针灸学院，《针灸甲乙经》作为必修之课。近代日本应用针灸治病比较盛行，针灸疗法深为日本人民所信仰。目前日本已成立针灸学院（如明治针灸学院）、针灸学校

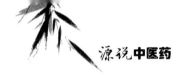

近30所，针灸学术研究机构20多所，针灸医生4万余人。不少医生、学者以各种不同的实验方式从事针灸、针麻原理研究工作，并提出要在针灸、针麻方面，尤其是在原理研究方面争取超过中国，走在世界的前列。

17世纪，针灸经荷兰医生天利尼氏介绍传入法国、德国、意大利等欧洲国家。18世纪时，法国出版了法文版的《黄帝内经》《中国之针灸》《针灸大全》等，并成立了专门的金针学会。德国将《针灸铜人图》译成德文，并翻译出版了《灵枢》等针灸书籍。意大利也很重视研究针灸医学。目前，用日、英、法、德、西班牙等文字刊印的针灸、经络杂志有20多种。

目前，共有100多个国家采用针灸治疗疾病，有30多个国家和地区开展了针刺麻醉，做了几千例针麻手术。世界4个较大的国际性针灸组织经常召开国际针灸会议，进行学术交流。其中世界针灸大会每两年召开1次。世界卫生组织自1976年以来，多次提出推广针灸医学的建议。1979年6月在北京召开的针灸针麻座谈会上，世界卫生组织建议各国政府支持和发展针灸、针麻；开展针灸、针麻研究工作；编制国际标准教材，确定针灸、针麻适应证；组织国际针灸学术交流等。

美国自1972年尼克松访华以后，掀起了"针灸热"，国立卫生研究院成立了全国针灸研究特别委员会，各地相继成立针灸诊所、针灸学院和针灸学会。现在美国有中医学院60多所，仅旧金山就有4所中医学院，主要讲的是针灸。现在越来越多的美国人愿意接受针灸治疗。在某些州，针灸已被列为某些疾病的常规医疗手段。

1987年11月22日，世界针灸学会联合会（WFAS）在北京成立，总部设在中国。WFAS为针灸国际化工作建立了一个学术组织机构，使针灸国际化从学术交流、培训、教育等有了一个新的平台，有助于针灸国际化工作。WFAS起点高，每4年召开1次学术大会，每年召开1次研讨会。浓厚的学术氛围，增加了WFAS对针灸的吸引力。

目前，WFAS拥有40多个国家和地区的近80多个会员团体，代表7万多名针灸工作者，这是世界上针灸界最具代表性的组织。WFAS的成立，为推动国际针灸学术发展、促进针灸造福各国人民发挥了积极作用。

可见，世界针灸学会联合会在推进针灸教育与水平考试、提高针灸从业人员的素质方面发挥了很大作用，并参与了世界卫生组织国际针灸术语标准

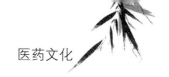

化的起草与制定工作。

七、中医针灸成功"申遗"

2010 年 11 月 16 日中国申请项目"中医针灸"正式通过联合国教科文组织保护非物质文化遗产政府间委员会第五次会议审议,被列入"人类非物质文化遗产代表名录",标志着针灸获得了全世界的认可。针灸发源于中国,是中医的重要组成部分,也是中国优秀民族文化的代表,"中医针灸"的成功申报是对中国传统医学文化的认可。

中医针灸被列入世界文化遗产名录,不仅仅能够得到国内对非物质文化遗产的保护,并且同时也能够得到国际社会和世界文化遗产委员会、联合国教科文组织的各项保护,促进其发展传承和发扬。申遗成功后的中医针灸,已是世界人民的共同的文化财富。中医针灸不会固步自封,将会更加发展。我们国家将会营造一种百花齐放、百家争鸣的学术态度,与其他国家和地区开展更多的交流,相互学习,共同应用,促进发展,使中医针灸更好地为世界人民的健康服务。

名医雄阵

中医药学是一个伟大的宝库，有数千年的历史。在漫长的岁月中，涌现了无数杰出的医苑名家，正是他们的辛勤不懈地努力，为中华民族留下了浩如烟海的医药遗产。

《二十六史》所谓"正史"中，为古代68位医家立了传。但遗憾的是，《后汉书》中竟没有为汉代大医学家、《伤寒杂病论》的创作者、史称"医圣"的张仲景立传；《晋书》没有为晋代医学家、《脉经》的作者王叔和立传；《明史》没有为明代医学家张景岳立传。这三位是中国医学史上的重量级人物，没有他们的传记，就很难看到中医学发展的规律性和继承性，所以特从《世补斋医书》《医史》和《南雷文案》中补选。《左传》中记有秦国医学家缓和。

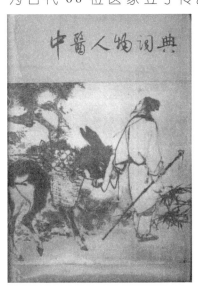

收入医林人物多达6200多条

1985年，上海辞书出版社出版了由中国中医研究院（现中国中医科学院）医史所李经伟主编的《中医人物词典》，所收医林人物多达6200多条，可谓详尽完备。从中可以看出春秋战国以来，历代医家的雄壮阵容。

由于《黄帝内经》和《神农本草经》的作者受到当时托古之风的影响而隐去了姓名，故在各类医史人物的词书、传记中被忽略了，实在令人遗憾。

本书所列医家，可以说大多是我国医坛上的精英和中坚，他们既是中医药文明、文化的创造者，又是传播者；千百年来，他们的成就不仅影响和造福了中国人民，而且影响和造福了世界人民。他们不仅属于中国，同时也属于世界。

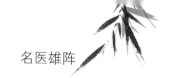

医坛圣祖

《黄帝内经》是一部伟大的中医巨典，堪称"医学之祖""医籍之宗"。其书始著于战国后期（约前 300 年左右），成书于西汉初期（约前 100 年左右），成书过程大约经历了 200 年左右。

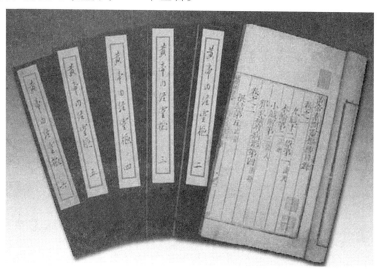

《黄帝内经》的作者虽然没有留下姓名，但他们才是真正的医坛圣祖

由于作者没有留下姓名，所以历代医家大都坚信是"黄帝所撰"。也有少数医家提出"非黄帝书，似出于战国"，但大多遭驳斥与非议。

持"黄帝所撰"的医家忽略了这样一个铁的事实：黄帝时代属于远古，既无文字，又无载体，怎么能著书立说呢？然而，有关《黄帝内经》作者们的姓名、籍贯、家境出身、生平事迹、师授传承等等已是一个万世难解的谜团。但是隐藏在经文深处，有关他们的高尚品格、卓越医术、奋斗志向、创

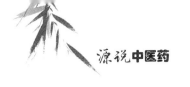

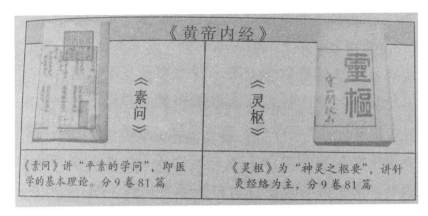

《黄帝内经》由《素问》和《灵枢》组成

新意识与奉献精神，才是后人真正应该寻觅与挖掘的宝藏，这些非物质的瑰宝永远让我们顶礼之、崇拜之、敬仰之、颂扬之。

（一）身处低层，心存高远，志薄云天

让时间暂时定格在战国时代。《黄帝内经》的作者（们）当之无愧与"扁鹊们"齐名。有史可查的"扁鹊"就有四位。真正的扁鹊是黄帝时代的名医，后来的"扁鹊"是人们对某些高明医生的誉称。客观地讲，《黄帝内经》作者的医学理论水平与修养、历史贡献都要超过"扁鹊们"。但是这些医学家都生活在同一历史背景之中，即医学还处于初始阶段，完全在民间发展，既无行业组织，更无学术交流的刊物与场所；行医纯属个人行为，其首务在于为生存果腹、养家糊口；从医靠拜师学艺，由师父心授口传，耳提面命；医业的延续主要靠师徒传承或子承父业；医与巫并存，都处于九流之末。

首撰《黄帝内经》（同时还有一部《黄帝外经》，可惜失传了）的这位医学先祖，亦身居民间，是为常人，无充裕的家财、无显贵的地位、无耀世的名望、无舒适的环境，有的只是高尚的志向、渊博的知识、高超的医学修养与丰富的临床经验。他勤奋学习、勇于探索、不断积累、及时总结、立意创新，其中所经受的困苦与磨难可想而知；更难能可贵的是，其后的几代继承者也都是始终如一，坚持不懈，以事业为生命。

尽管我们无从知道这位先祖的外在形象、脾气秉性，但可以肯定他是一位学养丰厚、善于思考、胸襟开阔的人。在 2000 多年前的某国某地，一

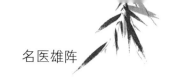

日，他居陋室之内，处微光之下，陷简牍之中，手执刻刀，神情专注，把篆文刻在木简上，不断地从事着平凡的写作，一句、一行、一段、一篇……他和他的后继者哪里知道，他们为中华民族留下的中医第一巨典就这样起步了。

（二）隐身幕后，恭请圣人，独创医学

《黄帝内经》的作者们以"传书"为根本宗旨，毅然隐去姓名，将距当时已有 2000 多年、传说中的中华人文始祖——黄帝及他的臣子请入书中。许多篇章皆以黄帝与臣子岐伯等多人的问答讨论形式来阐释医理，创立学说，这无疑使该书蒙上了既神圣又权威的色彩，同时也使历史传说成了以文学记载为依据的"现实"。黄帝在这个"现实"中，率领着一个精通医学的名医阵容，他们各具特长，与黄帝一起开创了中医的新局面。于是，一直靠传说并缺乏文字史料的原始医学史落到了实处，有了归宿，是《黄帝内经》的作者们让黄帝登上了中医学理论创始人和中医文化奠基者的宝座。然而，即使是如此精心的设计，《黄帝外经》不还是全书失传，留下了千古遗憾吗？《黄帝内经》好不容易传到了唐代，据王冰记载，已是世本纰缪（社会上流传的版本错误很多），九卷缺一，篇目重叠，前后不伦（没有秩序），文义悬隔，施行不易，披会（阅读）亦难了。若不是他花费 12 年的时间整理，《黄帝内经》能否如作者之愿流传下去，还能否传到今天恐怕只有天知道了。

圣人请出来，功臣退幕后；历经两百载，医典终成就。几代作者，兢兢业业，严遵祖训，精勤不倦，终于完成了人类历史上写作时间最长、跨时代作者最多（书成后又有东汉乃至隋唐某些医家的修订与补充）、影响最大、中医理论水平最高、恩泽最广的旷世宝典编纂工程。这项工程从战国跨秦代，直至西汉初年；以简书变帛书，再成纸书；从篆文经汉隶，再到楷书，这不仅在中国，就是在世界，有过这种奇迹吗？这是民间医家、寻常百姓所创造的奇迹，是中华医学先祖留给后世最宝贵的文化遗产和精神财富！难道我们能不念及《黄帝内经》作者们的功勋吗？

（三）据立潮头，攀登高峰，引领百代

从《黄帝内经》中获知，当时已有一些更古老的医学文献，作者在著书

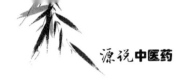

时所引用的古代医书竟达 21 种之多，这实属不易。至今也很难明白，以《内经》所涵盖知识的广度、深度和高度，所涉及的学科门类之繁复，在当时信息闭塞、书籍难求的情况下，第一作者是怎样获得了当时众多学科领域的最新成果，进而萌发著书思路，构思出两部（包括《黄帝外经》）庞大复杂的结构框架，规划出理论深奥、内容宏富、观念领先的划时代专著的？而这些理论、内容、观念竟是千年不衰。而其后继者又是怎样继续保持这种高水平、高智慧，并沿着既定宗旨去完成这项伟业的呢？

《黄帝内经》所涉及的有哲学、人文、诸子、天文、地理、历法、数学、气象、物候、思维、生命等诸多学科，作者们不仅学习并掌握了这些最鲜活的知识，而且融会贯通，随心所欲，灵活取舍，以为我用。阴阳五行本属哲学，他们郑重取来，作为中医学之基石；仁者爱人，本是儒家精髓，他们倍加推崇，作为中医学之灵魂；天人合一，本是道家理念，他们吸取融合，作为中医学之圭臬。从经唐代医家王冰整理后的《黄帝内经》结构中我们清晰地看到了由养生学、阴阳学、藏象学、经络学、脉理学、病因学、病机学、诊断学、运气学等所构成的完整的中医学体系。特别是整体观，已成为中医学特色的总标志。两千多年前，洞察人体，一流水平；综合分析，举世无双；当今西医，叹服借鉴。

由此而言，《黄帝内经》作者们是当之无愧的"医学圣祖""万世宗师"，理所当然地应列在中华名医雄阵之榜首。

和缓、扁鹊

一、秦医缓和

缓和，是《左传》记载的春秋时期秦国的两位名医，因未记其姓氏，所以史称秦医缓和，又称医缓、医和。

1. 医缓

公元前 581 年某月某日，晋国国君景公做了一个噩梦，梦见一个恶鬼，长发披到地上，捶胸顿足，又蹦又跳，他对晋侯说："你杀了我的孙子，不道德，我已经向天帝请求报仇，并得到了批准。"恶鬼毁坏了宫殿的大门和寝宫的门，晋侯害怕，躲进内室。恶鬼又踢坏了内室的门。晋侯从梦中惊醒，召来了桑田地方的巫师。巫师说的情况就像梦中所见的一样，并且告诉晋侯："您将吃不到新麦饭了"（暗指活不到收麦时节）。

晋侯于是患了重病，便向秦国求医。秦桓公派医缓为他诊病。医缓还没到晋国，晋侯又梦见疾病变成了两个小孩，其中一个说："医缓是高明的医生，怕他伤害咱们，到哪里去躲避他？"另一个说："咱们躲到肓（心脏和隔膜之间）的上面，膏（心尖脂肪处）的下面，他能把我们怎么样？"医缓到达后，为晋侯诊察病情后说："您的病不能治了。在肓之上、膏之下，用灸法治疗不行，用针刺又达不到，用药物也不能到位，实在是不能治了。"晋侯感叹说："真是高明的医生！"于是给他准备了丰厚的礼品让他返回秦国。

到了周历六月丙午日，晋侯想吃新麦饭，让掌管公田的官员进献新麦，让王宫的庖厨来煮制。想起当初桑田巫师的预言，便把他召进王宫，拿出新麦饭给他看，然后就把他杀了。晋侯刚要进食，忽然感到腹胀，便去厕所，结果中气下陷死了。有一个侍奉晋侯的小太监，这天早晨做了一个梦，梦见自己背着晋侯升了天，到了中午，就是他把晋侯从厕所中背了出来，于是便把他作了陪葬的人。

"病入膏肓"（比喻病情危重）这个成语，就是源于这则文献。人们也常用来指事情发展到很严重的程度，难以挽回的局面。此外，后人还将"疾病"称为"二竖"，便源于此。

2. 医和

公元前541年某月某日，晋平公得病了，向秦国求医。秦景公派医和前往诊治。医和察视之后说："您的病不能治了。这是因为过度亲近女色，得了像蛊（一种神志惑乱的病）一样的病。您的病不是鬼神作怪，也不是饮食不当，而是被女色迷惑丧失了心志。您身边的良臣将会死去（暗指臣子没有尽到劝谏君王的责任），上天都不会保佑他。"

晋侯说："女色不可以亲近吗？"

医和回答说："要懂得节制。前代贤君制定了（礼）乐，是用来节制各种事物的，所以就有宫、商、角、徵、羽五种节奏。或慢或快、有始有终是相连的，当声音和谐之后，一曲终了，降于无声。当五声都减弱之后就不容许再弹奏了。在这种时候，再用繁杂的手法，弹出淫靡不正之声，使心志惑乱，

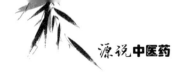

使耳际堵塞，就会失去平正和谐，有修养的君子是不会听的。世间万事万物都要节制有度。当达到繁乱时就要舍弃，这样就不会生病了。君子接近女色，要用礼仪来节制，不是为了使心志惑乱。自然界有六气，降到地上就生成五味，表现为五色，显示为五声，六气过甚就会产生六种疾病。六气分别是阴气、阳气、风气、雨气、晦气、明气，（六气）分为春、夏、秋、冬四时，按顺序排为木、火、土、金、水五行之节律，（六气）太过就会形成灾害：阴气太过就生寒病，阳气太过就生热病，风气太过就生四肢疾病，雨气太过就生腹部疾病，晦 (夜晚) 气太过就生心神惑乱的疾病，明 (白天) 气太过就生心劳疲惫的疾病。女色是男人的附属物，与之亲近常在夜晚，如果过度，就会产生内热神志惑乱的疾病。眼下您对女色既不知节制，又不按时间（指有时白天也近女色），能不生病吗，且难以救治吗？"

这则文献一是告诫人们做任何事情都要节制有度，这是一条千古必守的真理。二是在春秋时代，中医理论就有一条重要的内容：六气致病学说。

二、扁鹊

扁鹊，是第一位在史书上立传的医学家，这首先要感谢伟大的历史学家司马迁，是他在《史记》中撰写了《扁鹊仓公列传》，从此，使扁鹊流芳千古，走进千家万户，以至于人们忘却了这位被誉为扁鹊的战国时期医学家的真实姓名。说到"扁鹊"，这里面的故事还真是很多。

第一，历史上的确有一位真扁鹊，他是传说中黄帝时的名医，但有关他的故事流传并不多，在河南南阳及山东一带，都曾出土了一些扁鹊持针行医的汉代画砖，画面上是一位人首鸟身的神医。除此之外，极少见到其他相关的文字或文物资料。

第二，早在《列子·汤问》中，就有一则扁鹊为两个患者换心的记载。列子是公元前 6 世纪的人，生活于东周列国时期，他早于司马迁 455 年。

第三，司马迁本意为之立传的"扁鹊"叫秦越人，是战国时期杰出的医学家，他生活在公元前 5 世纪左右，渤海郡（河北任丘）人。显然，秦越人与列子笔下的扁鹊相差 100 年左右，不是同一个人。据司马迁记载，秦越人在赵国行医的时候，是赵人首以"扁鹊"的称呼来赞誉他的。

第四，由于历史的原因，《扁鹊仓公列传》所载的三个事件，年代彼此相

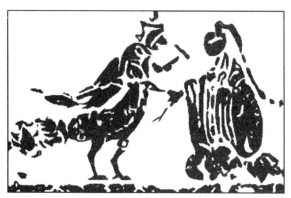

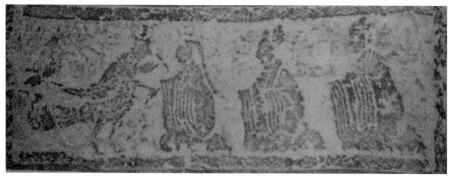

汉代砖画，传说中的扁鹊

距遥远，很难统一在一个人的身上。第一件事是秦越人为晋国的大臣赵简子治病（前531—前526年）。第二件事是秦越人为虢太子治病。虢国在历史上有两个（东虢与西虢），文中似指东虢国。然而根据史料，东虢国在公元前655年已被晋国所灭。秦越人生活的年代，东虢国已不复存在，也就不可能为虢太子治病了。第三件事是秦越人为齐桓侯诊病。根据史料记载，战国时没有齐桓侯，只有齐桓公。姑且以齐桓公论，他是公元前375～前367年在位，距秦越人生活的年代已靠后100多年了。如此看来，《扁鹊仓公列传》中所记述的有关秦越人的三个医学事件，只有为赵简子治病发生在公元前5世纪，处于秦越人生活的时间段之内。

那么，我们究竟如何看待上述记载，如何看待医学史上家喻户晓的"扁鹊"呢？

首先，我们要感谢列子和司马迁为后人留下了有关"扁鹊"的宝贵文字

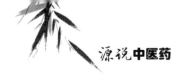

资料，如果没有这些生动的文字，我们对于春秋战国时期的医家事迹和医学水平，将只是一种抽象的认识。

其次，从列子与司马迁的记载中，我们看到了一个名医的群体——战国时期的"扁鹊们"。秦越人只是其中的代表而已。尽管从古到今，医家谈扁鹊都忽略了时间上、年代上的差异，必以司马迁所记为依据，这实际上是一种"误实"。我们大可不必因为这些资料写在《史记》上，就非要确认为秦越人之史；换一个角度，它依然是史，只不过不再局限于秦越人一人，而是将其看成是战国时期医家们（即不同时期、不同国度中的扁鹊）之史罢了。

虽然司马迁将这些事件集于秦越人一身不合乎历史真实，但由于历史的原因已无法改变，使得《扁鹊仓公列传》出现个体之中有群体、群体之中有个体这种无法统一的矛盾，是历史留下的。承认这个矛盾，是科学的、历史唯物主义的；何必非要统一它呢？就像扁鹊，它本是传说中黄帝时代的一位名医，可是，他的故事偏偏流传很少；而赵国人却要拿这个名字来赞誉秦越人，到了司马迁笔下，干脆用"扁鹊"这个名字来为秦越人立传，结果是知真"扁鹊"为谁者，并不多；知秦越人为谁者，亦少；而知战国有一位名医"扁鹊"者，则通贯古今，遍于中华——这竟成为历史。在中国历史上，常有传闻盖过历史的情况，以至于始终难以纠偏。

我们姑且把"扁鹊"理解为包括以秦越人为主的战国的名医群体——扁鹊们更为妥帖。《扁鹊仓公列传》为我们提供了一些信息。

第一，关于秦越人这位扁鹊的身世。

秦越人是"渤海郡郑人"（今河北省任丘郑州镇），现存扁鹊祠。他少年时代在一家馆舍当主管。有一位长住客人叫长桑君，扁鹊对他非常敬重。相处10多年后，有一天，长桑君把扁鹊叫到身边，悄悄地对他说："我收藏有一些秘方，现在年纪大了，想传给你，请你不要随便告诉其他人。"扁鹊说："遵命。"长桑君又从怀里拿出一包药说："用未曾沾地的露水来服这药，30天，你将会具有透视异物的功能。"当长桑君把秘方书和药全部给秦越人之后，转眼间就消失了。秦越人按照师父的话服了30天的药，结果就能看见矮墙那边的人。于是他凭着这种本领诊察病情，能够全部看到体内疾病的症结所在。他通过认真学习，勤奋实践，又到处游医，逐渐成为闻名远近的医生。他的足迹遍及山东、河北、河南、陕西等地。当他在赵国行医时，赵人赞誉他为

"扁鹊"。

扁鹊医术高明，是一位全科医生。他在齐国（今山东一带）为齐桓侯治病，就属于内科；他在秦国，听说秦人爱小儿，就专门为小儿治病；在赵国（今河北邯郸一带），他了解到当地人比较尊重妇女，就专门治疗妇科病；他还到过周国（今河南境内），了解到当地人尊重老人，就专门为老人看视力、听力和关节等方面的疾病。

由于他在学术方面的威望，后来竟被秦太医李醯派人杀害。人们为了纪念他，在他足迹所到之处都立有庙宇；有的地方，还为他建造坟墓，以示敬仰和怀念。

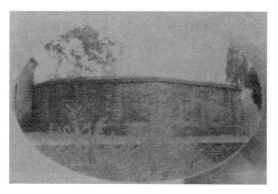

河南汤阴县伏道乡据说是扁鹊被伏击杀害的地方，因而得名"伏道"，当地有扁鹊墓

第二，从司马迁所记扁鹊们的三则医案（包括秦越人的一则）中我们看到，战国时期的诊断技术已达到相当高的水平，望、闻、问、切"四诊"法在名医手下，已运用得相当纯熟。

1. 望诊

一次，扁鹊巡医来到齐国，谒见了齐桓侯。在接触中，他通过望诊（望面部气色）而判断桓侯有病。他告知齐恒侯，这时病情较轻，只在肌肤之间，可以治好。但齐桓侯由于没有感觉，并不理睬扁鹊的劝说，还说："医生喜好功利，常拿没病的人来显功。"

过了几天，扁鹊第二次晋见桓侯，发现他病情加重，已发展到血脉的地步，再次劝桓侯赶紧治疗，以免病情加重，桓侯仍坚持"我没有病"，并表现出不高兴。

又过了几天，扁鹊第三次晋见桓侯，发现他的病情已发展到肠胃之间，便郑重地奉劝桓侯立即治疗。而桓侯仍然固执地加以拒绝，并且十分不悦。

又过了数日，扁鹊最后一次晋见桓侯，望见桓侯，什么话都没说，转身就走。桓侯迷惑不解，派人去问扁鹊究竟是什么原因。扁鹊对来人如实地说："当初，国君的病在肌肤之间，很轻，用几付汤药和热敷就可以治愈；后来，病到了血脉，虽然重了些，但用针刺是可以治好的；再后来，病到了体内的脏腑之间，虽然很重了，但用药酒还是可以挽救的；现在，国君的病已深入到骨髓，即使是掌管生命的神来了也没办法了。所以我再也不请求为他治疗了。"

不久，桓侯果然病情加重，再派人去请扁鹊时，扁鹊早已离开齐国，不知去向。

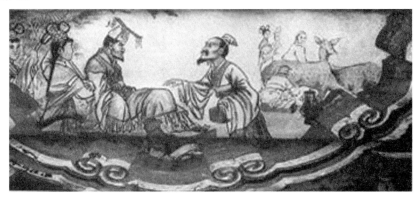

根据《淮南子》中的记载：扁鹊见蔡桓侯

从这则病案可以看出，这位扁鹊的诊断技艺确实高超，由此留下一句流传千古的典故：讳疾忌医。

2. 切脉

脉诊是我国古代医学家们的发明创造，是中医诊断疾病的一门绝技。扁鹊的诊脉水平是极高的。

有一次，扁鹊行医来到虢国。当他到虢宫门时，听说虢太子死了，正在举办国丧。扁鹊通过一位负责太子教育又懂得一点医术的官员中庶子得悉，太子得的是气血错乱的疾病。由于正气敌不过邪气，内脏也受了损伤，所以突然昏倒，不省人事而"死"。扁鹊通过问诊，获得了虢太子患病的一些情

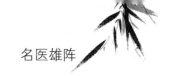

况，就向中庶子表示："听说太子不幸而死，我能让他活过来。"中庶子大惑不解，扁鹊就给他讲了黄帝时代一位名医叫俞跗，以高明的医术起死回生的故事，并自荐愿给太子治病。

中庶子只好向国君禀报。国君听说有人能救太子的命，十分惊喜，下令打开宫廷的中门，以隆重的礼节把扁鹊迎入宫中。经过认真检查，扁鹊发现太子只是"尸厥"（如死状）。通过切脉，发现还有脉跳，只不过是阴阳脉不调和，有些紊乱，以至于阳脉下陷，阴脉上冲，所以昏迷不醒，出现了假死现象。他发现太子双大腿的内侧还是温热的，鼻翼还微微地一张一合。于是他吩咐弟子子阳研磨针具，用针刺进太子的一些重要穴位，不一会儿，太子果然苏醒了；他又吩咐弟子子豹准备药，交替热敷太子的左右胁下，太子便能起身坐立；他又准备了汤药调理太子的阴阳，只服了 20 天，太子就彻底康复了。

3. 总结了战国时期"扁鹊们"的医学思想：六不治

骄横放纵，不相信医理，一不治。

轻视身体，看重钱财，二不治。

穿衣、饮食不能加以调适，三不治。

气血错乱，脏腑功能不稳定，四不治。

身体瘦弱，不能服药，五不治。

信巫不信医，六不治。

虽然用今人的眼光看三、四、五有些苛刻，但这毕竟是 2500 多年前战国时期提出的，当时的医疗水平还是很有限的。至于"信巫不信医"这一条，是十分值得赞扬的。扁鹊生活的年代，是医与巫开始分离，斗争剧烈的时期。这种唯物主义的精神很值得敬佩。直到今天，巫术仍很猖獗，某些地方还很盛行，医巫之争仍未停止，还将继续下去。

仓公、华佗

一、仓公

仓公真名叫淳于意，西汉著名医学家。司马迁在《史记》中专门为扁鹊

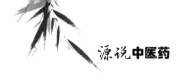

和他合立一传，叫《扁鹊仓公列传》。淳于意曾任齐太仓长（齐国主管太仓的负责人），因称仓公或太仓公。齐临菑（今山东淄博）人。

仓公从少年时代就喜欢医术，先拜菑川唐里公孙光为师。公孙光擅长运用古方。仓公在求学过程中，公孙光不但传授调理阴阳的奥秘，还授他秘籍《传语法》和禁方。后来，经公孙光推荐，仓公又投名医公乘阳庆门下。在3年多的时间里，阳庆把《脉书上下经》《五色诊》《奇咳术》《揆度阴阳外变》《药论石神》《接阴阳禁书》等医籍（可惜以上医书均失传）全部给了他。仓公认真研读，并多方实践，为人治病多有效验。

汉文帝四年（前174年），中人（太监）上书告仓公的状，仓公因此获罪，被押解至长安。他的5个女儿在一旁哭泣。仓公十分愤怒，说道："生孩子没有男儿，关键时候，没有可用的人。"于是，最小的女儿缇萦听了父亲的话后十分伤感，便随父西行。到了长安之后，她挺身而出，给皇帝上书，说："我的父亲是齐国的小吏，齐人都称赞他廉洁平正，现在因犯法而获罪，我深表痛心。一个人被处死刑便不可复生，一旦行刑也就不可再去赎罪了，即使想要改过自新，也再没有机会了。我愿卖身为官婢，替父赎罪，使他能改过自新。"文帝看了缇萦的上书，很是同情，便下令赦免了仓公，并在这一年宣布废除了肉刑。

这则记载为我们留下了一段家喻户晓的"缇萦救父"的佳话。

在《扁鹊仓公列传》中，司马迁记载了汉文帝诏见仓公，向他询问给人诊病的情况，仓公回答了25例病案，每例都载有患者姓名、住址、病证及脉象，以及病因分析、治疗方法和预后等，内容丰富，是我国现存最早的宝贵病案。

二、华佗

华佗，东汉杰出的医学家，尤以外科更加突出。华佗，名旉，字元化。佗，是"背负"的意思，可理解为"背负着一种责任"；旉，敷的古字，广布、广施的意思，可以理解为"要把自己拯救百姓的理想广泛布施"。元化，是极大地改变的意思，可理解为"通过自己的努力，极大地改变百姓的命运"。从华佗的名和字可以看出，华佗是从一开始，就确定了要拯救百姓、改变其命运的崇高理想。所以他虽是一个精通经书的知识分子，又遇到当地行政长官陈珪推荐他为官和军事长官要征他到军队为官，他都不接受，他早就

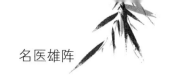

立志要献身于医学事业。

华佗并非出身医学世家，也没有像扁鹊、仓公那样遇到异人，投奔名师。他之所以取得惊人而卓越的成就，一是靠天分，具有医学天才；二是靠个人奋斗，这其中既包括刻苦自学，又包括丰富的临床实践。当时没有医院，华佗是以广大的社会为医疗基地，以广大患者为服务对象。他不仅善于从书本上学习，而且善于从实践中学习，还十分善于不断总结提高，使知识系统化、理论化、多样化。他更善于不断创新。晋代皇甫谧赞其医技存精于独识。

华佗医术高超，精于方药，疗疾处方用药不过几味；取药不用称量，心中有数，伸手一抓就准；熬成汤药给患者服用，并告诉患者注意事项，使患者很快痊愈。

《华佗传》（正史《后汉书》《三国志》中均有华佗传记，内容基本相似）中，记载了华佗十多则治愈的病例，各种病证都有，显示了华佗全面、精湛的技能。

有一位甘陵相的夫人怀孕6个月了，腹部疼痛不止。华佗诊脉后说："腹中的胎儿已经死了。"并让人用手摸胎儿所在位置，如在左就是男孩，在右就是女孩。摸的人说："在左"。于是，华佗开了1剂汤药给孕妇服下，不久，果然排下一个男性死胎。

一位李姓将军的夫人病得很重，请华佗诊脉。华佗诊后说："夫人怀孕期间受了伤，（应该流产）可是胎儿没有下来。"将军说："听说确实受了伤，可已经小产了。"华佗说："根据脉象，胎儿没有排下来。"李将军认为不是这样，华佗也不便多说，就离开了。过了一百多天，夫人又感腹痛，于是再请华佗来诊治。经切脉后，华佗认为腹内还是有胎。原来将军夫人怀的是双胞胎，前些时候虽已生下一胎，但还有一胎未生下来。由于产妇和接生婆都没有想到会是双胞胎，所以就没再助产。华佗给产妇服了汤药，并针刺一处穴位，产妇痛得像要生产一样，但是就是生不下来。华佗让接生婆用手探取，果然得到一个死胎，一尺多长，手足已成形，色黑。

一次，有两个分别叫倪寻、李延的官吏同时发病，症状相同，发烧、头痛。华佗经认真诊断后对他们说："李延应当用发汗的方法，倪寻则要用泻下的方法。"有人问华佗："为什么俩人得的是同一种病，而治疗方法却不一样呢？"华佗说："他们的症状虽然一样，但倪寻是体内的实证，李延是体表的

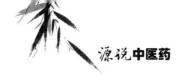

实证，所以治法不同。"

一天华佗在路上遇到一个病人十分痛苦地呻吟着，于是他让人把车停下来上前诊视。诊后发现，患者咽部梗塞，虽很想吃东西，但却咽不下去。于是他便吩咐家人到路边一家卖面食的店去买三升浓醋拌蒜泥汁喝下，说喝了病就会好的。家人按华佗的话去做了，患者喝后即刻吐出一条长长的蛔虫。患者将蛔虫挂在车边，赶到华佗家面谢。这时华佗还没回家，患者来到屋里，见北墙上挂着几十多条这样的虫子。

广陵（现江苏扬州）太守陈登得了病，胸中烦闷，面颊很红，不想吃东西。华佗诊察后说："你肚子里有虫约好几升，如不治，就在腹内成长痈疽，这是吃生鱼肉所导致的。"于是，华佗给病人准备了两升汤药，先服一升，过一会儿再服一升。结果患者吐出了三升左右的虫子。虫子的头赤红色，还在动。虫子吐出后，患者的病就好了。但华佗说："这病三年后还会复发，若遇良医才可以救治。"3 年后患者果然发病，因当时华佗不在，患者不治而死。

有一个叫顿子献的督邮（官名）得了一场病刚愈，便去华佗处诊脉。华佗告诉他："身体还很虚弱，还没有彻底复原，不要行房事，否则就会丧命，死后还会伸出很长的舌头。"督邮的妻子听说丈夫得病刚愈，便从百余里之外来看望他，当夜就有了性生活。结果没出 3 天病就复发了，完全像华佗所预言的那样。

华佗具有高明的针灸术，扎针时，取穴一两个，而且快速针刺，当病人感到针感确实已传到某处时，华佗便很快拔针，病也就好了。他创用沿脊柱两旁夹脊施针之穴，对各种内脏病证效果极好。沿用至今，通称"华佗夹脊穴"。当施行针灸法治疗时，也只选一两个穴位，每穴灸七八壮（艾灸一灼为一壮），病就好了。华佗有位弟子叫樊阿，擅长针术，一般医生都说背及胸脏之间不能轻易施针，若针刺也不过四分。于是樊阿针背进针一两寸，巨阙穴（脐上六寸）和胸部进针五六寸，而常常是针到病除。

华佗为我国最早、最杰出的外科学家，中医尊他为"外科鼻祖"。为了减轻患者的痛苦，他发明了"麻沸散"，比欧洲人发明麻醉剂要早 1600 多年。当某些病一般方法不能奏效时，他就采用手术割除有病部位。先让病人喝"麻沸散"，不久，病人就如同喝醉酒一样没有知觉了，这样开刀也就不痛了。如是腹内肠子有病，便切掉病肠，再进行冲洗、缝合，在伤口上涂上药膏，过几天病就好了。他还曾提出为曹操做开颅手术，被遭拒绝。

华佗开中医心理疗法之先河。他对病人心理颇有研究，曾用此治疗痼疾。有一位郡太守得了病，华佗诊视后认为，不用激怒他的方法是难以治愈的。于是，他就故意多收病人钱，又迟迟不予治疗。不久，又不辞而别，并留下一张便条大骂他。郡守看了怒不可遏，派人去追杀华佗。病人的儿子事先知道治疗方案，就暗中阻止差人。郡守更是怒火冲天，暴跳如雷，结果竟然吐出好几升黑血。血吐出后病也就好了。

华佗精通养生之术。华佗将近百岁时，仍身强体壮，容貌犹如中年人。他曾对弟子吴普说："一个人一定要经常活动，只是不要过于疲劳，这样既有利于消化，又利于血脉流通，就不会生病。就像门的枢轴总是转动，因此不会生虫一样。我有一种养生术，名叫五禽戏，是模仿虎、鹿、猿、猴、鸟的动作，可以用来消除疾病，也对身体有益，用它可做导引。身体一旦不适，就练练这种游戏，微微汗出，扑上爽身粉，就会感到轻快，腹中欲食。"吴普按这种方法坚持去做，活到90多岁仍耳聪目明，牙坚齿固，十分强健。樊阿想求一个可以服用后对身体有益的方子，华佗授给他漆叶青黏散，告诉他，长期服用，可以除去体内的寄生虫，对五脏有益，使身体轻便，头发不白。樊阿按照华佗的话去做，活到100多岁。

华佗作为一代名医，为民除病，尽心尽意，面对曹操的专横跋扈，他骨气高傲，毫不屈服；淡泊名利，藐视权贵，轻视富贵，渴望自由，不甘成为统治者的私人医生，最后惨遭杀身之祸。华佗身后没有能留下什么著作，在外科方面的成就也随之失传。据说临刑前，他曾把自己的著作全部交给了一位狱吏，但狱吏畏法不敢接受。华佗一气之下，竟付之一炬。这是历史的损失，是永远无法弥补的遗憾！虽然如此，华佗在医学史上的地位、在人民心中的地位永远是崇高的！

医圣仲景

（一）生平事迹

张机（玑），字仲景，南郡涅阳（今河南南阳人）。约生于东汉桓帝建和二年至和平元年（148—150年），约卒于献帝建安十六年至二十四年（211—

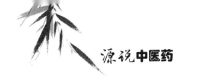

219 年），享年约 69 岁。《后汉书》《三国志》均无传，至今仍是历史之谜。张仲景不仅是我国伟大的医学家，也是世界上伟大的医学家。他的医学成就，不仅造福着从东汉至今的中国人民，而且他的著作自隋唐以后远播东瀛，更是享誉世界。

由于有关张仲景的第一手资料奇缺，所以要想完整而确切地了解他的生平事迹，已成为一件几乎不可能的事了。清代陆懋修撰写的《世补斋医书》中的《张机传》可算唯一依据。此书刊于 1884 年，距张仲景生活的年代有 1600 年左右，虽然如此，亦属可贵。

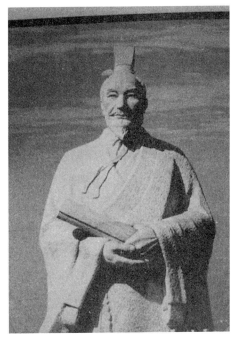

医圣张仲景

张仲景，出生于南郡涅阳。青少年时期的他既仁爱又孝顺，以廉洁有才著称。汉灵帝时，他被推举为孝廉（汉代选拔人才的一个科目），那时 30 岁左右；建安中期（205 年），他 50 岁以后，官至长沙太守，留下不少政绩。他通晓儒家及诸子典籍，深谙事物规律。

少年时期在洛阳遇同郡名士何颙。何颙对他说："君用思精而韵不高，后将为名医。"张仲景师从同郡名医张伯祖。张伯祖性情沉静，笃好方书，对切脉审证十分精明，为当时所重。仲景尽得其传，在理论和临床上精湛微妙，超过他的老师。

学成后，张仲景来到东都洛阳行医，后成为名医，时人称他为高手。一次在荆州遇到侍中（官名，负责掌管宫禁中的车驾、服装和统领近卫军）王仲宣（时年二十余），通过诊察他的面色，发现他有病，预言"四十当眉落，半年而死"。并建议他服五石汤可免。仲宣受药而不服用，后来果然如预言那样而死。

建安年间（196—220 年），疫病流行，死者甚众。张氏宗族中死去的人竟有三分之二，其中患伤寒病而亡的占十分之七。张仲景在痛感之余，勤求古训，博采众方，精研《素问》等古代巨著，撰写了《伤寒杂病论》16卷，拯救了无数患者的生命，创造了中医临床史上的奇迹。

医生坐堂，源于仲景。在任长沙太守时，他经常在公堂之上为人诊病。这一救死扶伤的高尚行为，被后人千古传颂，并留下了"坐堂"的美谈。

（二）医学成就

《伤寒杂病论》是中医史上一部伟大的著作，它全面总结并继承了汉代以前中医药的理论成就；广泛汲取汉以前的临床经验和有效方药，并把这些成果提升到理论高度，是张仲景本人医疗实践的集大成者，从而创造出中医学独具特色的成就。该书第一次将医学经典与经方熔于一炉，确立了理（理论）、法（治疗方法）、方（经典方剂）、药（药物）齐备的辨证论治体系，且一直沿用至今。后世医学家尊张仲景为"医圣"。

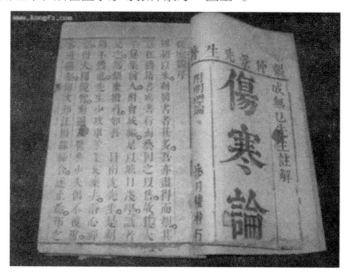

中医四部经典之一《伤寒论》

现在广泛流行的《伤寒论》和《金匮要略》两书，中医学术界公认为《伤寒杂病论》的两个组成部分，确系张仲景的著作，然历经数代，其分合隐

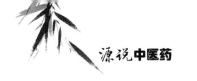

现，错综复杂。仲景原著后曾散佚，幸赖在其后的半个世纪里，曾由晋代王叔和搜集整理，才得以流传。其中论伤寒部分，经王叔和编次为《伤寒论》10卷；另有《金匮玉函方》3卷本，其中后2卷为治杂病的内容，经宋人整理成《金匮要略》行世。后世医家注释发挥仲景著者超过500家。

《伤寒杂病论》自成书1700多年以来，被历代医家推崇备至，其医学成就远在后世诸书之上。因此，《伤寒论》《金匮要略》《黄帝内经》《神农本草经》，被奉为中医"四大经典"，其中《伤寒论》《金匮要略》，被尊为"医魂"。

张仲景的主要贡献是，预防医学中的养生防病思想，在中医防治学中有很高的学术价值。

他所创立的六经辨证，依法定方，确立了中医辨证论治的理论体系，开创了临床医学的先河，仲景学说为中医临床学奠定了基础。

张仲景是中国医学史上最伟大的医学家，是世界上最伟大的中医学家。他是医史上的"珠峰"，在他身后，至今传承者成千上万，但无出其右（上）者。他书中所载之方，被称为"经方""诸方之祖"，华佗誉之为"此真活人书也！"他的医学水平，"虽扁鹊仓公，无以加也（不能超过）"，史称"医中圣人张仲景"。

他所创立的辨证论治体系，是对我国和世界医学的最伟大贡献。

1700年以来，仲景学说一直在影响着中医学的各个方面，一直是中医潜心学习和深入研究的课题，仲景学说就像一座储藏丰富的宝库，吸引着中外医学家深入探寻、挖掘，并不断有新的收获。

王叔和、皇甫谧

一、王叔和

王叔和，魏晋时代著名的医学家，中国医学史上伟大的医学家。名熙，高平（今山西高平）人。约生活于3世纪。由于《晋书》中没有为他立传，所以生卒年代无确考。

（一）生平事迹

根据《医史》和唐代·甘伯宗的《名医传》，王叔和出身于达官贵人之家，宗族中数代都是权势显赫的贵族，还有名震当时的文学之士。王叔和自幼受到良好的文化熏陶，兴趣广泛，少年时代便博览群书，通晓经史百家。后因战事频繁，时局动荡，为避战乱，青年的王叔和便随家人移居荆州，投奔荆州刺史刘表。客居荆州时，王叔和与仲景弟子卫汛相交甚笃，并深受其影响，逐渐对医学发生浓厚兴趣，且立志钻研医道。

此后他潜心研读历代名医著作，虚心向有经验的名医求教；勤求古训，深研经方，博采众长，探究病源，医术日精，名噪一时。由于他医术高明，208 年，曹操南下征战荆州刘表时，王叔和被推选为随军医生。其后又任王府侍医、皇帝御医，直至被提升为太医令。

王叔和不但精通中医经典方书，而且对脉诊深有研究。唐·甘伯宗称其"究研方脉，静意诊切，调识修养之道"。宋·张杲亦称其"博好经方，尤精诊处……深晓疗病之源"。脉诊是中医望、闻、问、切"四诊"中最具特色、最显功力的诊法。

（二）医学成就

王叔和一生中最突出的成就有两个方面。

一是编著我国现存最早的脉学专著——《脉经》。

该书集魏晋以前脉学之大成，所述 24 种脉象，成为脉学的主要内容，至今仍为临床所用。《脉经》不仅在中医史上产生了深远的影响，使我国脉学理论与方法趋于统一、系统和规范，而且对世界医学产生了一定影响，后传至日本、阿拉伯、伊朗等诸多国家，影响深远。

《医史·王叔传》赞曰："夫自王氏《脉经》出，而海内学医之士，咸知所宗（依据的根本），论者以为经络之龟鉴（借鉴），攻疗之梯航（登山的阶梯，航海的指南，比喻指南），广仁术而利天下，厥功甚溥（《脉经》的功德很广大）。"

二是整理编辑了张仲景的《伤寒论》。

张仲景的《伤寒杂病论》在流传中曾一度散佚，是王叔和在 50 年之后费尽心力，经民间搜寻、汇集进而整理修订而成，从而使《伤寒论》得以万世

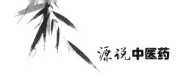

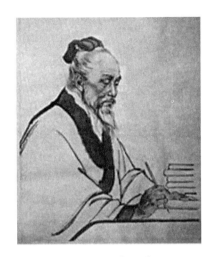

王叔和著《脉经》

流传。没有王叔和，就不会有《伤寒论》这部伟大医典的广泛流传。

如果说王冰是《内经》的功臣，王叔和就是《伤寒论》的功臣。没有他们，中医这两部重典将不再存世。金代医学家成无己称曰："仲景《伤寒论》得显于世，而不堕于地者，叔和之力也。"古代曾有四大医学存在，即古罗古医学、古印度医学、古巴比伦医学、古中国医学，现在前3种医学都已衰亡，唯中医存世，其中很重要的原因就在于中医有"四部经典"及大量医书存世。有了书，就可以造就一代一代人才，就可以使中医传承不息，万世永存。

二、皇甫谧

皇甫谧，字士安，魏晋时期杰出的医学家，中医针灸学的奠基人。幼名静，晚年自号玄晏先生，西晋安定朝那（今甘肃灵台县）人。生于东汉建安二十年（216年），卒于西晋太康三年（283年），一生历经东汉、魏和西晋三代，享年67岁。《晋书》有传。

（一）生平事迹

朝那的皇甫氏，在东汉时期是一个显赫的家族，直到皇甫谧的祖父、父亲两代，家境才逐渐衰落。

幼年皇甫谧被过继给叔父，并随其徙居新安（今河南渑池县）。年二十，游荡无度，不好学，人们都认为他呆傻。但他生性孝顺，在外面得到一些瓜果，总是舍不得吃，拿回家孝敬婶母任氏。任氏在感动之余就耐心规劝他说："《孝经》上说：'即使是用三牲（猪、牛、羊）奉养双亲，如果自己做得不好也算不上孝顺'。你现在年过二十，还且不存教化，心不入正道，不能让我欣慰。"并感叹道："从前孟母为教育孟子，三次迁徙住所，终于成就了孟子的仁德；曾子以言为信，为兑现诺言，为儿子杀猪以实现教化；莫不是我没有像孟母那样，为你择邻（即居住环境），教导无方而有缺憾？你怎么就鲁钝到这个地步不求上进呢？端正品行，专心学习，受益的是你自己呀，对我有什么好处！"说到伤心之处，任氏两泪交流。

皇甫谧被婶母的一番话所感动，便暗下决心，要痛改前非，一定要奋发有为。于是拜同乡人席坦为师，勤奋努力而不懈怠。因家庭贫穷，需要下地耕作，他便常常带着书边耕边读。他博览经典，通晓百家，为后来成为大学问家奠定了基础。皇甫谧沉静寡欲，志向高远，以著书作为终生的追求。

他曾说："朝闻道，夕死可矣！"有人劝他"修名广交"（多与达官贵人交往，博得好的名望），猎取功名。他却认为居田里之中，也可以享受古代圣人尧舜之道。他因于学习，常常废寝忘食。

皇甫谧历经三朝，亲历时代动荡，目睹官场黑暗，遭遇过百姓流离，疾病流行。在这种社会背景下，他决心献身医学。他婉拒了亲友的劝说，推辞了魏晋朝廷的屡次征召，终不出仕。他曾著《释劝论》以明志。文中说道，像左丘明（《左传》的作者）和孔子这样的圣人在自身或他人受到病痛折磨的时候，也只能徒生叹息而束手无策。若黄帝、岐伯、扁鹊、文挚、医和、仓公、华佗、仲景等，个个医道精深，有起死回生之力，遇事则必然无此遗憾。只恨此生未遇其人，无法亲聆教诲，因而不愿为官。

他在 42 岁时，患了风痹，半侧肢体麻木没有知觉，右足萎缩变小，耳朵也聋了。由于治疗不利，饱受病痛折磨达十九年之久。父兄离开了他，连妻、子也离他而去。他曾服用寒食散，由于药性与身体素质相抵触，常常异常疲困，悲痛愤恨之极，竟欲自杀，多亏婶母劝阻才放弃。

一场持久的大病，改变了皇甫谧的后半生，毁掉他的家庭，损伤了他的健康，却坚定了他习医的意志，他在《针灸甲乙经》序中说："夫受先人之体，有八尺之躯而不知医事，此所谓游魂（没有头脑的人）耳。若不精通于医

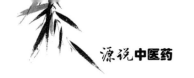

道，虽有忠孝之心，仁慈之性，君父危困（指重病），赤子涂地（百姓生了病），无以济之（没有办法救助他们）。"于是，经过 20 多年的潜心学医，深研医籍，精览经方，终于成了一位闻名遐迩、名垂青史的医学大家。

282 年，67 岁的皇甫谧在家乡悄然逝世，依照他生前要薄葬的遗愿，他被安葬在灵台县张敖家堡。后人为了纪念他，在家乡建造了一座贤人祠。

（二）医学成就

皇甫谧博学多才，在习医之前就是当时著名的经学大师、文学家和史学家，并写下了大量的文史著作，主要有《帝王世纪》《高士传》《逸士传》《列女传》和《玄晏春秋》等。他还为轰动一时的《三都赋》作序。他的许多脍炙人口的诗赋，在当时就已广为流传。他的许多作品，在文学史和史学史上都占有重要地位。

259 年前后，皇甫谧完成了我国医学史上一部划时代的针灸著作《黄帝三部针灸甲乙经》（简称《甲乙经》），从而使针灸医学走向专科化。皇甫谧将分散在《内经》等典籍中的针灸资料去粗取精，系统地作了归类汇集，较为完整地保存了这些古医籍中有关针灸的内容，不仅为我们保留了晋以前针灸医学的宝贵原始资料，也为后人研究《内经》等典籍提供了重要的依据。

《甲乙经》无论是在针灸学的理论与实践方面，还是在临床医学和古医籍的整理方面，都具有极高的学术价值，它具有承前启后、继往开来的重要作用。

皇甫谧对医学的执着追求，严谨的治学态度、不慕虚荣的高尚品格，为后世医家产生了极大的影响，树立了光辉的榜样。《甲乙经》为针灸学的专科化奠定了坚实的基石，成为医学史上一个重要的里程碑。

药王思邈

（一）生平事迹

孙思邈，唐代杰出的医药学家，京兆华原（今陕西西耀县）人。世称孙真人或孙处士、药王。关于他的生年有两种说法：一是认为他出生于 581 年。根据《旧唐书》提供的资源，他大约生于 542 年。对他的卒年，没有异议。

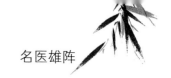

按照第一种说法，他享年 101 岁；按第二种说法，享年 140 岁左右。不管哪种说法，孙思邈是高寿的，他的养生思想在自身得到了充分的体现。

孙思邈幼年患"风冷之疾"，频繁地出入医门，耗尽了家资，其家庭处于社会中下层。他自幼聪颖好学，7 岁时每天能背诵 1000 多字，深受周围人们的喜爱。他的家乡紧靠秦汉时期的文化中心——长安，文化氛围浓厚。在这种环境下，他自幼就有机会博览群书，儒、道、释及百家典籍无所不读。青年时代的他，已称得上是一个知识渊博、功底深厚的学者了。因自幼体弱多病，他对医学典籍更是刻意精研。到 20 岁左右，他的医学造诣达到了一定水平，在当地也小有名气，所以"京邻中外有疾厄者"多来求治。不仅如此，他还十分注重向他人学习，凡切脉诊候，采药合和，有一事长于己者，均不远千里去求教。

孙思邈 37 岁（579 年）以后，凭着他的知识和阅历，看透了朝廷和官场勾心斗角、彼此倾轧的本质，在道家"清静无为"和佛家"涅槃"（通过长期修行，达到熄灭一些烦恼，清静功德的境界）思想的影响下，鄙弃仕途，毅然离开家乡，先后到距离长安 600 余里的太白山和 200 余里的终南山隐居数十年。这期间，他潜心钻研唐代以前医家的著作，并对人体的"五脏六腑""十二经脉""表里孔穴""三部九候"，以及"本草药对"进行了深入研究，还利用久居山林的优越自然条件，搜集整理了大量药物，包括辨别、采集、炮制、贮存等方面的民间经验。他还长年为平民百姓治疗各类疾病，范围广及方圆数百里。几十年下来，他的医学理论与临床实践紧密结合，医疗技术达到了炉火纯青的地步。他治病针药并用，疗效如鼓应桴（既快又佳）。经他治疗的不乏各种疑难杂症，其中麻风病就达 600 余人，治愈率达 10%。这在 1300 多年以前可谓是一个了不起的奇迹。

孙思邈终生好学，"白首之年，未尝释卷"。他不仅是一位名震中华的大医学家，也是备受学界推崇的大学问家。隋文帝、唐太宗、唐高宗多次授官给他，他均托病坚辞不受。

85 岁以后，他时居京城，时居山林，仍行医不辍。674 年，132 岁的孙思邈上表唐高宗，以身体不佳为借口，请求离京返回山林未获批准，高宗特赐良马府第，予以挽留；一些社会名流亦以"师资之礼"事之。

唐高宗永淳元年（682 年），享年 140 岁左右的一代名医孙思邈在长安与

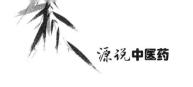

世长辞。家人遵照他的生前遗嘱，葬礼从简，不要陪葬品，不要宰杀牲畜祭奠，充分体现了他对生死的豁达超脱和唯物。据《旧唐书》记载，他死后"经月余，颜貌不改，举尸就木（入棺），犹若空衣，时人异之"。这可能与他百余年坚持练气功，并长期服用某些养生药物有关。

（二）医学成就

在将近 1 个世纪的时间里，孙思邈博采群经，勤求古训，删裁繁复，并附己验之方，躬身医疗实践，约于 652 年，已有百岁高龄孙思邈撰著了《备急千金要方》（又称《千金要方》）30 卷；30 年之后，又撰成《千金翼方》30 卷。他认为："人命至重，有贵千金，一方济之，德逾于此。"孙思邈的学术思想主要体现在《千金要方》中。全书 60 余万字，共分 232 门，载方 5300 余首，是《伤寒论》和《金匮要略》的十几倍。该书系统地总结了唐以前的医学成就，对我国医学发展具有承前启后的作用，是我国现存最早的一部临床实用百科全书。其规模之宏伟、内容之宏富，是唐以前各类医书所无法相比的。曾先后传入日本、朝鲜等国，影响较大。

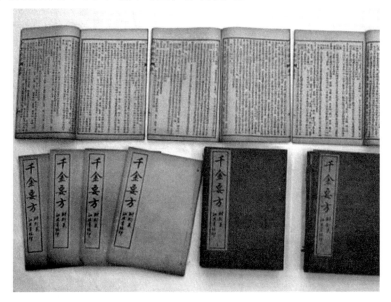

一部造福人类、惠及百代的巨著《备急千金要方》

孙思邈在《千金要方》自序中说："夫清浊剖判，上下攸分，三才肇基，

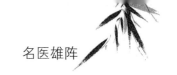

五行俶落（开始出现）。万物淳朴，无得而称。”意思是，宇宙是由气构成的，上清下浊有所分别。始创形成天、地、人三才，金、木、水、火、土五种物质的出现，万物淳朴，各自有了称谓。这种朴素的唯物思想，是孙思邈医学思想的主流。

孙思邈用药上非常讲究，为后世留下了不少宝贵的经验。他尤其重视"道地"药材，十分强调药物的栽培、采集、炮制、保管和贮藏方法，对我国药物学做出了重大的贡献，被人们称之为"药王"。

孙思邈不仅医术精湛，而且医风淳朴，医德高尚，成为医学史上名垂千古的典范。他的一篇《大医精诚》，千百年来，为历代医学家和学医者所传颂，并被尊奉为圭臬（比喻准则和法度）。精，是对优秀医生在业务上提出的高标准。孙思邈认为，医学是博大精深的学问，是"至精至微之事"（极其精深微妙的事），习医之人必须"博极医源，精勤不倦"。诚，是对优秀医生在品德上提出的严要求：一是要有大慈恻隐之心；二是要有"澄神内视，望之俨然，宽裕汪汪，不皎不昧之体"（精神纯净，外表庄重，气度宽宏，不卑不亢的风度）；三是要有严于律己、谨言慎行之法（行为准则）。

孙思邈以博大精深的学识，以两倍"古稀"之年的切身实践，在养生学方面，为中医学和后人留下了极其宝贵的经验。他强调，长寿之道，首先在于"养性"。他说："吾常思……百年之内，斯须（时间极短）之间，数时之活，朝菌蟪蛄（生命极短的动植物）不足为喻，焉可不自摄养而驰骋（放纵）六情，孜孜汲汲（迫不及待），追名逐利，千诈万巧，以求虚誉，没齿而无厌（至死也不满足）。故养性者，知其如此，于名于利，若存若亡（不要放在心上）；于非名非利，亦若存若亡，所以没身不殆也（到死都没有危险）。"

"夫养性者，欲所习以成性（把习惯变成本性），性自为善，不习无不利也（所作所为自然而坦荡）。性既曰善，内外百病自然不生，祸乱灾害亦无由作（没有产生的条件），此养性之大经也。善养性者，则治未病之病（可预防疾病的产生），是其义也。故养性者，不但饵药（不仅仅是服药），餐霞（服食口霞，是道家修炼之术）其在，兼于百行（对多方面的品行同时都有益），百行周备（完备），虽绝（不服用）药饵（药物），足以遐年（指长寿）。德行不充（充实），纵服玉液金丹（道家的长生药物），未能延寿。"

他还说："凡心有所爱，不用深爱；心有所憎，不能深憎，并皆损性伤

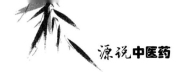
神。亦不用深赞，亦不用深毁（诋毁），常须运心于物平等，如觉偏颇（片面，过激），寻（立刻）改正之。"

这些极富哲理的养性箴言千古不废，用之弥新，是孙思邈从其自身长达近一个半世纪的时间里体验、领悟、总结出来的。在今天仍有其现实意义。

孙思邈是我国医学史上杰出的、年寿最高的大医学家，他的名字家喻户晓。千百年来，纪念他的庙宇遍布南北。在他的家乡，于唐代后期人们就在城东药王山上为他立祠。宋、金、元、明、清各代又陆续在那里增建药王庙，并建碑亭，树石刻。现存的药王庙是明代建的，保存完好，庙内有孙真人住过的石室太玄洞，洞外亭内有明刻《千金宝要》《海上方》石碑。相传当年孙思邈用过的洗药池完好无损，由他亲植的古柏枝繁叶茂。每年二月，人们都在药王庙举行仪式，隆重纪念和缅怀这位名垂千古的伟大医学家。

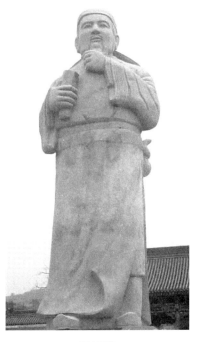

孙思邈

铜人之父

（一）生平事迹

北宋著名针灸学家王惟一（约987—1067年），籍贯不详，《宋史》中无传。宋仁宗天圣四年（1026年）为太医局翰林医官、朝散大夫、殿中省尚药奉御骑都尉。

天圣初年（1023年）王惟一奉命编修针灸书籍，系统考订穴位的主治、部位及针灸图。1026年他撰成《铜人腧穴针灸图经》3卷，并由政府颁行各州，且刻于四壁石碑之上。1027年，他又设计并监造腧穴针灸铜人模型两具。

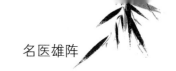

仁宗诏谕，一具置太医院，一具置汴梁（今开封）大相国寺仁济殿。

南宋周密在《齐东野语》中说："尝闻（曾听）舅氏章叔恭云：昔倅襄阳（当初在襄阳任副职）日，尝获试针铜人，全像以精铜为之，腑脏无一不具。其外腧穴则错金（嵌着金字），书穴名于旁，凡背、面二器相合，则浑然全身。盖旧都（北宋都城开封）用此以试医者。其法外涂黄蜡，中（铜人体内）实（灌满）以汞，俾医工以分析寸（按人体的穴位的尺寸），按穴试针。中（人）穴则针出而汞出，稍差（分寸不准）则针不可入矣。亦奇巧之器也。"

针灸铜人的科学性和临床实用性效果极佳，是医生学习针刺的最好教具。

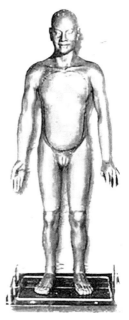

针灸铜人

（二）医学成就

王惟一对针灸医学的成就有三：一是考订了《明堂针灸图》，撰写了《铜人腧穴针灸图经》；二是设计并监造了针灸铜人模型；三是刻《图经》于石壁，为中医学做出了重大贡献。他进一步完善了经穴理论，使经穴教学形象化、直观化，开创了针灸学的腧穴考试要进行实际操作的先河，标志着针灸学进入了一个新的历史发展时期。

铜人在历史上成了国宝，据《元史》记载，宋将其中一具作为贡品进献于元；另一说金人南侵时曾掠其一而去，至元代又从金人那里夺回。《元史·方技工艺传》中，详记了元世祖于1260年命尼泊尔工匠阿尔哥修复铜人的经过。历经5年，新铜人修成，关膈脉络皆备，观者叹其精巧，莫不心服，世祖对阿尼哥嘉奖并赐官。

至明英宗正统八年（1443年），铜人因年久失修，昏暗难辨，下令重铸，以替代宋铜人。至此，王惟一所监制的宋铸铜人，便下落不明。

明清两代，公私铸造铜人者甚多，现存于世者多为明清所造，包括流传到国外的。

《图经》完稿后即以付梓，但王惟一仍恐不易保存，担心日久湮没或在流

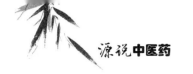

传中出现讹谬之处，便创造性地将《图经》刻在大相国寺的仁济殿石壁之上，昭示众人，便于观摩学习。

元代至元（1277—1294 年）或元贞（1295—1296 年）之间，石刻从汴梁移至大都（今北京），置于皇城以东明照坊太医院三皇庙的神机堂内。至明英宗正统八年（1443 年），距王惟一刻石的时间已有 400 多年。因字迹漫漶不清，便仿前重刻。1445～1446 年，在修筑城垣时，宋代天圣刻石被劈毁，充当修筑城墙的砖石，埋入明代城墙之下。

1965～1971 年间，北京为修地铁，拆除明代城墙，北京市文物管理处在考古中，发现了宋代天圣《御制铜人腧穴针灸图经》石刻，将其发掘出土，使这一重要历史文物在沉睡了 520 多年之后得以重见天日。

金元四大家

《四库全书总目提要》有"儒之门户分于宋，医之门户分于金元"之说。盖因此期，中医学经过盛唐时的辉煌和宋代的普及之后，各派学术思想百花齐放，是医学史上诸"医"百家的时期。其代表人物为号称"金元四大家"的刘完素、张从正、李杲、朱震亨。此四者取法皆本传统经典，而理解与运用却有仁智不同之见，因而形成了源同而流异的不同学派。他们以各自的学术思想、医疗活动、理论著作影响着后学，成为中医学发展史上颇为人知的风云人物。

一、"寒凉派"的创始人——刘完素

刘完素，字守真，别号宗真子，居于金代的河间（今河北河间），故又名刘河间，号河间居士，自号通元处士。生于 1120 年（金·天辅四年），卒于 1200 年（金·承安五年）左右，享年 80 岁。刘完素是金代著名的医学家，是中医历史上著名的"金元四大家"之一"寒凉派"的创始人。在理法上，他十分强调"火热"之邪致病的重大危害，因此，后世称其学说为"火热论"；治疗上，他主张用清凉解毒的方剂，故后世也称他作"寒凉派"。

（一）生平事迹

据说，刘完素出生在河北省肃宁县的杨边村（今师素村），自幼家贫，3

岁时因遭水灾而举家迁至河间城南。他自幼聪慧，耽嗜医书，母因病，3 次延医不至，延误治疗，不幸病逝。刘完素有感于此，遂立志学医。他初曾拜陈先生为师，学成后独立行医，声誉渐隆。其为医，独好《素问》，朝夕研读，手不释卷，终得要旨，并根据其原理，结合北方环境气候特点，以及民众饮食醇厚、体质强悍的特性，围绕《内经》病机十九条，倡伤寒火热病机理论，主寒凉攻邪，善用防风通圣散、双解散等方治疗，名盛于大定、明昌年间（1161—1195 年）。随着他的创新理论广泛流传，师从者甚多，先后有穆子昭、马宗素、镏洪、常德、董系、刘荣甫、荆山浮屠等从之，私涉者也不少，如张从正、程辉、刘吉甫、潘田坡等，最终形成明显的寒凉攻邪医风，开创了金元医学发展的新局面，形成金元时期一个重要学术流派"河间学派"。

刘完素学医尚有一段故事。据传他早年曾遇见一个很特殊的人叫陈先生。陈先生给刘完素饮酒，刘完素饮后大醉，等醒后则洞达医术，就像有人教过他一样（《金史·列传·方技》）。这虽然带有神话色彩，但刘完素学医确实刻苦努力，至老不怠，这倒是事实。

刘完素生活的河间地区，正是金人进攻中原时的主要战场之一。当时天灾横行，疫病蔓延，疾病丛生。当时的用药习惯沿袭宋时，人们仍然使用宋时《太平惠民和剂局方》中的药物治病。当时的医生也都习惯性地使用书中的药物，很少自己辨证处方，使用书中药物治病效果非常不好。刘完素仔细研究《黄帝内经》中有关热病的论述，提出使用寒凉药物治疗当时肆虐的传染性热病，结果疗效非常惊人。他使用这种方法，治好了许多人的病。这也是人们称他为"寒凉派"的原因。

刘完素认为，处方用药要因人而异，应视患者的身体状况、所处的环境和疾病的实际情况来选择用药，不可一成不变。他对当时朝廷要求使用《局方》，又不可随意加减的规定极为不满，坚持辨证施治，酌情发挥。他家门前车水马龙，挤满了远道而来的发热患者，甚至一些昏迷的患者也被抬来。患者经他扎上几针，服几付他开的药后，身体竟奇迹般地恢复了。有时他还送医送药给家庭贫困的患者。一次，他在路上见到一家人正在发丧，得知是产妇难产而死。可他见棺中有鲜血流出，便令人放下棺材，马上开棺诊治。他在产妇的涌泉等穴位扎了几针，孕妇竟然苏醒了，再针合谷、至阴等穴，胎儿竟然顺利地产下。家属忙跪地叩首，视之若神仙下凡。刘完素的名声越来

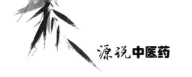

越大，传到了朝廷。金章宗为了笼络人心，几次请他到朝中为官，都被他婉言谢绝了。朝廷无奈，便赐给了他一个"高尚先生"的名号。

（二）医学成就

刘完素一生著述较多，其中以《黄帝素问宣明论方》《素问玄机原病式》《素问病机气宜保命集》为代表作。他在这些论著中，提出不少独创性的学术见解，引起后世医学界的广泛关注。

《素问玄机原病式》，此书以《素问·至真要大论》的病机十九条为基础，将所有病证按"五运""六气"为纲，分为11类，并在此基础上阐述每个病证的机理及治则，既有较强的系统性，又便于临床掌握。其阐发《黄帝内经》病机十九条的同时，又补充了"诸涩枯涸，干劲皴揭，皆属于燥"的病机。同时，刘完素扩大了火热病的范围。他认为，六气之中的风、湿、燥、寒在发病中也可变为火热之证，即"六气皆能化火"说，并且还认为六气与火可以互相转化。刘完素还认为，五志过极也能化火，喜、怒、悲、思、恐五志过极则劳伤，凡五志所伤皆热。这样就大大丰富了中医学的病机理论。刘完素还强调《内经》的天人相应思想，并把五脏之病用五运解释，用六气的盛衰来解释脏腑的虚实，提出了脏腑六气病机学说，这是开创性的贡献。

《素问病机气宜保命集》是以《素问》为理论依据，广泛地论述了中医基础理论和临床各种疾病的证治和方药，并且提出六淫虽为发病原因，但发病的依据则是内因。他提倡用"存神存气"和"抱元守一"的方法来预防疾病，颇具道家思想。此书对各种疾病均先论病，后列证，随之处方用药且紧密结合自身临床实践，论述详细，参考价值颇高。

《黄帝素问宣明论方》是一部论述内科杂病证治及方药的书。《黄帝内经·素问》所载病证均没有治法和处方，刘完素则在每个证之后补述了病因病机、诊断和治疗方药。全书共有361方，其中属寒凉者39方，温热者44方，其余均为寒热并用，或平和之剂。可见刘河间虽在治火热病上主用寒凉，但并无偏颇，仍没有离开辨证论治的原则。

刘完素在阐发《黄帝内经》理论的基础上，将运气学说与病机十九条相结合，发展了《黄帝内经》对火热病证的认识，提出了"六气皆能化火说"和"五志过极皆为热甚"的观点，并认为阳气怫郁是产生多种火热病变的关键。对于火热病的治疗，或解表，或攻里，或泻热，或养阴，总以寒凉药物为主。他所创的凉膈散、防风通圣散、天水散、双解散等都是效验颇佳的著名方剂，至今仍被广泛应用。他独创一家之言，不仅突破了魏晋之后墨守仲景成规的保守风气，而且引导了金元时期诸大家的学术争鸣，同时为明清时代研究与治疗温热病开辟了新的途径。

对于《黄帝内经》中的五运六气，他有独到的见解，并善于运用五运六气看病。他认为，没有一成不变的气运，也就没有一成不变的疾病，医生在处方用药的时候必须灵活机变，具体分析。

后人为了纪念刘完素所做出的突出贡献，在他死后的几百年中不断地为他修建庙宇，镌刻石碑，歌功颂德。直到今天，河间县内刘家村中还有他的墓。"刘爷庙"曾被日本军国主义摧毁，新中国成立后又重新整修。

二、"攻邪派"创始人——张子和

张从正，字子和，号戴人，金代睢州考城（今河南兰考县）人，约生于1151年（金代天德三年），卒于1231年（金代正大八年），享年约80岁。张子和为"金元四大家"之一，是"攻邪派"的开山之人，在医学理论上有很多创见，对后世有很大影响。

（一）生平事迹

张从正青年时期性格独特，不拘小节，放诞，没有威严的仪表。但愿读书，作诗，嗜饮酒，久居陈（河南淮阳）地。张从正先在浑源（今山西浑源县）刘从益门下学医，后来私淑刘完素之学，在学术思想上深受刘完素影响，用药多主寒凉，治病每多取效。在大定、明昌年间（1161—1196年），以医术名闻天下，至金兴定时期（1217—1222年），金宣珣宗完颜征召张从正入太医院，但不久，张便辞职归家，以其医学名扬东州（指开封以东州郡），常与其门人麻知儿、常仲明等人游山玩水，又过着他放诞无拘的生活。在游历中也与其门人谈论医术，讲明奥义，辨析至理，将医理传给他的门人弟子。张从正的入门弟子有麻九畴（麻知儿）和常德（常仲明），私淑弟子有李子范。

张子和善用攻法治病，人们常称他为"攻下派"。他还是心理疗法的一代

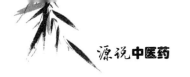

大师。有个叫卫德新的人，其妻在一次旅途宿店时，当晚碰上一群强盗抢劫，吓得她从床上跌到地上。此后，凡听到些许声响，她便会昏倒在地，不省人事。诸医用药治疗，病逾1年而不见好转。张子和经过细心观察、分析，认为属胆气损伤，应采取心理疗法。他让两名侍女抓住病妇的两只手，将她按坐在高椅上，然后在她的面前放一张小茶几，张子和指着茶几说："请娘子看这里！"话音未落，"砰"的一声，他用棍儿使劲打在茶几上。病妇见状大惊，张子和说："我用棍子打茶几，你怕什么呢？"待她心神稍定，张子和又敲打小茶几，这回她果然不那么惊怕了。张子和重复以上动作，并用手杖敲门，暗中让人划病妇背后的窗户纸。病妇渐渐惊定，笑问道："你这算什么治法呀！"张子和回答说："《黄帝内经》说：'惊者平之'。平，即平常的意思，见惯自然不惊。对受惊者，治疗时要设法让他对受惊的诱因感到习惯，觉得跟平常一样。"这一番解释说得病妇点头称是，当晚张子和又派人敲打病妇的门窗，通宵达旦地折腾她，从这以后，病妇即使听见雷响也不再害怕了。

（二）医学成就

——著《儒门事亲》

张从正的著作有《儒门事亲》。其含义是儒者若更好事亲，必明医理。本书共15卷，其中《儒门事亲》仅占3卷，其他是《治病百法》3卷、《十形三疗》3卷、《杂记九门》1卷、《撮要图》1卷、《治病杂论》1卷、《三门六法》1卷、河间先生《三消论》1卷、《治法心要》1卷、《世传神效名方》1卷。乍看像是个杂集。据云，只有前三卷（《儒门事亲》）是张从正的手稿，其余皆是其弟子所录的张氏平时言论及他人著述，是一部杂记式的著作。其中有说、有辨、有论、有解、有诫、有笺、有诠、有式、有断、有疏、有述、有衍、有诀。虽名目繁杂，但总不离用攻法的宗旨，对汗、吐、下三法的运用，从理论到实践都作了详细论述。书中许多验案，很有参考价值。

《儒门事亲》收载的文章许多是辩论性的，如《高技常孤》《群言难证——谤吐》《谤三法》《谤峻药》《同类谤才——群口诬戴人》等。在当时学术处境十分艰难的情况下，他敢于直言医界妄用温补的弊端，触动了许多不学无术者的利益，招致他们的嫉妒、怨恨、围攻、嘲笑，甚至诽谤。但张从正刚正耿直，并以精深的学识力辩群医。不少有识之士与张从正交往密切，

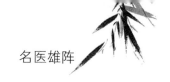

高人才子日不离门。

——确立"攻邪"之法

张从正的学术思想源于《内经》《难经》和《伤寒论》，经医学实践，确立了张氏自己的攻邪理论。攻邪的方法主要为汗、吐、下三法。张从正说："世人欲论治大病，舍汗、吐、下三法，其余何足言哉。"（《儒门事亲》）"所论三法至精至熟，有得无失，所以敢为来者言也。"张子和所归纳的汗、吐、下祛邪法，实际上是中医理论中扶正祛邪法中以祛邪为主的内容。他认为先"祛邪"，才能扶正，邪祛则正自安。对于实证阳证，这种方法是非常奏效的。

他还反对乱用温热药物峻补，张子和认为，人体诸邪皆易化火，一味温通峻补只能使人体的痰热实邪壅滞，引发更多疾病。他十分重视辨证论治，提出不可见病即攻，应视患者的具体情况，选择适当的治疗方法。尤其是老人和身体羸弱的儿童均不可乱攻。

——提倡心理疗法

对七情引起的情志病，张从正用以情制情的方法治疗。他对《内经》有关的情志相胜理论予以发挥。他说："悲可以制怒，以怆恻苦楚之言感之；喜可以制悲，以谑浪亵狎之言娱之；恐可以制喜，以迫遽死亡之言怖之；怒可以制思，以污辱欺罔之言触之；思可以制恐，以虑彼志此之言夺之。凡此五者，必诡诈谲怪无所不至，然后可以动人耳目，易人视听。"张从正用以情胜情法治愈的病例很多，如息城司侯，因悲伤过度而致心痛，渐至心下结块，大如覆杯，且大痛不止，屡经用药不效。从正诊断后认为，法当"以喜胜悲"，因为忧则气结，喜则百脉舒和。故假借巫者之惯技，杂以狂言以谑，引得病者大笑不止，一两日而心下结散。

三、"补土派"的创始人——李东垣

李杲，名东垣，字明之，号东垣老人，生于金世宗大定二十年（1180年），卒于元宪宗元年（1251年），终年71岁。李东垣世居真定（今河北省正定，因真定汉初为东垣国，所以李杲晚年自号东垣老人），富甲一方，是我国医学史上著名的"金元四大家"之一。他认为，饮食不节、劳役所伤及情绪失常易致脾胃受伤，正气衰弱，从而引发多种病证。对发热，应分辨"外感"或"内伤"，对邪正的辨证施治应有明确的区别。治法上他主张调理脾

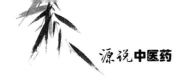

胃，培补元气，扶正以驱邪。

（一）生平事迹

李东垣出身富豪之家，自幼沉稳安静，极少言笑，但十分喜爱读书。他曾师从当时的名儒翰林学士王若虚、冯叔献学习《论语》《孟子》和《春秋》。为探讨学问，他在自家宅院的空地上建起书院，专门邀请和接待来访的儒士。遇有生活拮据者，他均予以周济。在金章宗泰和年间，李东垣 20 多岁时，他的家乡闹饥荒，灾民流离失所，困苦不堪。他慷慨解囊，设粥赈灾，使好多百姓免于非命。也是在这个时期，他的母亲患病，请了许多医生诊治，均无效果，不久母亲不明不白病死了。这件事对他的触动极大，从此他便立志学医。他听说易州的张元素名声很大，便携重金前去拜师学艺。由于他有很深的文学功底，领悟得快，几年以后，便学有所成。

不知出于何种原因，大约在 30 多岁时，李东垣按照金朝的制度向官府交钱买了个官位，做了临原（今河南境内）的税务官。在此期间，流行一种俗称"大头天行"的疾病，即一种以头面红肿、咽喉不利为主症的传染病。当时的医生查遍医书也找不到古人对此病的论述，多用泻剂治疗但均不获效，而一泻再泻往往使病人一个接一个地死去。尽管这样，医生并不认为是误治之过，病人家属对此也无异议。唯有李杲觉病人死得冤枉，于是他废寝忘食地研究本病，从症状到病因反复探讨，终于研制出普济消毒饮一方，用于病人，屡验屡效。为救治更多病人，李东垣不图利，不留名，他命人把药方刻在木板上，立在人多醒目的地方。凡照此方治疗的病人无不获效，当时百姓以为此方为仙人所传，便把它刻于石碑之上，以便流传更广，当时人们都以为是神仙留下的神方，李东垣也就有了"神医"之名。

此后不久，李东垣为躲避元军侵扰弃官迁居汴梁（今开封）。居汴梁期间，他常为公卿大夫诊治疾病，疗效非常显著，名声为之大振。金哀宗开光元年（1232 年）元兵南下，围困京都近半月，解围后，民众因劳倦、饮食不节、惊恐等致疫病流行，城内病者甚众，但很多医生未得明辨，使死者日以万计。李东垣目睹此惨状，感触极深。从中原北返后，寄居鲁北东平、聊城一带，以医为业达 6 年。1244 年，64 岁的李东垣回到家乡真定，临床之余，将多年经验体会著书立说，创立了以"内伤脾胃"学说为主体的理论体系。

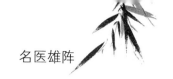

李东垣精通医术，但并不行医。而每次为人治病，疗效甚佳，常给亲朋看病开方，对于治疗十分有心得，尤其对中焦脾土在治疗中的意义有独到的见解，他的老师，易水学派的张元素就很重视脾胃。他的学说就充分地继承了这一点。李东垣是富家子弟，平时交往的多是一些上层社会的有钱有势的贵人，他们养尊处优，膏粱厚味，易伤脾胃，所患疾病多属此类。另外，当时适值元兵南下，战乱频繁，人民在饥饿、惊慌、忧愁中生活，大多起居饮食没有规律，也很易伤脾胃。鉴于此，他认为只读古方是不够的，必须面对新的社会现实，分析病人的特点来研究方药，这些也是他建立脾胃学说的社会条件。

李东垣晚年回到家乡后，颇为自己的医术后继无人而担忧。他与友人周德文说："我老了，想把医术传给后人，可是找不到合适的人选，怎么办呢？"周德文说："罗天益性情纯朴宽厚，认为自己医术尚不精，很想拜师深造，你若收徒，此人为最佳人选。"过了几天，周德文经李东垣同意将罗天益带来拜见他。一见面，李东垣便问罗天益："你学医是为了赚钱还是为了传医道？"罗天益回答："为传医道。"于是，李东垣欣然收其为徒。学习期间，日用饮食皆由李东垣负责。罗天益跟随李东垣学医3年，从无倦意。为奖励罗天益学习刻苦，一天李东垣把罗天益叫到身边说："我知你家境不宽裕，担心你会因之动摇半途而废。但你三年如一日，持之以恒，实为可贵。今送你白银20两，你把这些钱交给妻子作为日常生活费用吧。"罗天益一再推辞，拒而不受。李东垣说："再多的钱我都不在意，何况这么一点点呢？你不要再推辞了。"由此不难看出两人的师生之情，以及李东垣对罗天益所寄的厚望。临终前李东垣把罗天益叫到身边，把一生所写的书稿整理分类放在桌上，郑重地说："这些书稿交给你，并不是为了我李东垣，也不是为了你罗天益，而是为后世天下之人，你一定要好好保存，要推广传播下去。"由此不难看出一个伟大医学家一生的追求和志向。1251年农历二月二十五日，李东垣在自己的出生地真定与世长辞。

（二）医学成就

李东垣留给后人的医学著作有《脾胃论》《内外伤辨惑论》《兰室秘藏》等，流传较广。

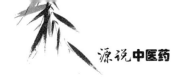
　　李东垣主张脾胃为元气之源，强调脾胃与气机升降，他在《脾胃论》中提到："脾胃内伤，百病由生。"这与《内经》中讲到的"有胃气则生，无胃气则死"的论点有异曲同工之妙，都十分强调胃气的作用。另外，脾胃属土居中，与其他四脏关系密切，无论哪脏受邪或劳损内伤都会伤及脾胃。其他脏器的疾病也可通过脾胃来调和濡养。但李东垣不主张使用温热峻补药物，而是提倡按四时的规律，对实性病邪采取汗、吐、下的不同治法。他还十分强调运用辨证论治的原则，强调虚者补之，实者泻之，不可犯虚虚实实的错误，这样就使得他的理论更加完善，并与张子和攻中求补，攻中兼补的方法不谋而合了。

　　《内外伤辨惑论》将内科疾病系统地分为外感和内伤两大类，这对临床上的诊断和治疗有很强的指导意义。书中详细论述了内伤热中证与外感病的区别，阐发外感与内伤之辨及内伤的病因，列举辨阴证阳证、辨脉、辨寒热、辨手心手背、辨口鼻、辨头痛、辨筋骨四肢、辨渴与不渴等鉴别方法，以便后学临证掌握。同时，对于内伤疾病，他认为以脾胃内伤最为常见，其原因有三：一为饮食不节；二为劳逸过度；三为精神刺激。

　　《兰室秘藏》为李东垣逝世20年后，罗天益整理遗稿而成，此书实为李氏平生临证的记录。《兰室秘藏》三卷，书名"盖取皇帝素问藏诸灵兰之室语"。"其论病21门，以饮食劳倦居首，其他如中满、腹胀、如心腹痞，如胃脘痛诸门，皆谆谆于脾胃，盖其所独重也"。

　　他的理论学说诞生后，得到其弟子王好古、罗天益等人的继承发展。王好古一方面大量吸收东垣的药物学理论，重视其临床应用，另一方面受东垣深入阐发内伤脾胃病机理论的启发，创立了"阴证论"。罗天益则比较全面地吸收了东垣的脾胃学说，在脾胃内伤病纲目分类及其临床应用经验的认识上，进一步丰富了东垣的脾胃学说。他的学说对后世医家，尤其是温补学派影响很大。

　　《四库全书·总目提要》说："医家之门户分于金元。"河间学派和易水学派为我国医学史上承前启后影响最大的两大学派，李东垣为易水学派的中流砥柱，他学医于张元素但对后世的影响可谓在元素之上。朱丹溪虽为河间学派的三传弟子，但其学说在某些方面也受李杲学说某些启示。明代以后，薛立斋、张景岳、李中梓、叶天士等医家都曾对李杲的学说景仰、研习并在此基础上有所发展，自成一家。此外，龚廷贤、龚居中、张志聪等均受李杲学说很大影响。尽管李氏学说的继承者们已经明确，片面强调脾胃未免有些偏颇，但李杲学说在我国医学史上仍不失为划时代的一个里程碑，作为一名伟大的医学家，他将永远名垂史册。

四、"滋阴派"的创始人——朱丹溪

朱震亨（1281—1358年），字彦修，因世居丹溪，晚年被人称作丹溪翁。元代婺州义乌人（今属浙江），享年77岁，是我国医学史上著名的金元四大家之一。朱丹溪为历史上的养阴派代表人物。他提出了著名的阳有余阴不足论、相火论，形成了系统的保养阴精的学术思想。

（一）生平事迹

朱丹溪祖父名环，父名元，母戚氏。祖父辈均以孝闻名乡里。朱丹溪的堂曾祖朱杓，精通医学，著有《卫生普济方》，重医德。堂祖父叔麟，宋咸淳进士，晚年从事医学，医德十分高尚，他们均对丹溪有一定的影响。

朱震亨，天资聪慧，性情豪爽，好学不倦。6岁时即可日诵千言，阅读一遍就能知晓书中的大意，世人有"神童"之称。为了培养朱震亨成人，到了读书年龄，他便被送入本乡私塾，先后学习《四书》《五经》和八股文章。作为世代官宦的朱家，他们把仕途的希望寄托在小小年纪的震亨身上，希望他能够通过攻读经书取得功名，光宗耀祖。可是事与愿违，朱震亨15岁的时候父亲病逝，这样朱家的地位一落千丈。家境的衰落，使朱震亨的生活变得艰辛起来。守寡的母亲戚氏带着三个幼小的孩子艰难地生活。当时战乱刚结束，义乌一带社会治安较坏，盗贼遍地，朱震亨家孤儿寡母最易受欺凌。家中曾屡遭盗贼骚扰，家道日渐衰落。尽管生活艰难，但戚氏仍咬牙支撑着，尽心尽责培养三个孩子。她对孩子的品学要求非常严格，一次朱震亨的小弟跟其他孩子一起玩耍，因年幼无知，拿了人家一个鸡蛋，戚氏知道后严厉训斥，并痛打了他一顿，责令其亲自送还，当面承认错误以求得人家的谅解。戚氏对孩子的严格要求，对朱震亨的成长及日后事业发展起到了十分重要的作用。朱震亨所具有的豪爽、正直、坦荡的品质和坚忍不拔的精神，都是在母亲的悉心教导下形成的。

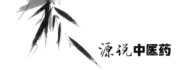

为了求知，朱震亨苦读经书，但缺少名师指点。26岁那年，他几经周折来到临近东阳县的八华山，结识了当时宋代理学大师朱熹的四代弟子许谦，于是便拜在其门下学习程朱理学，日后师生间结下了深厚的友谊。朱震亨研究、学习朱熹的学术思想，对其在后来的医学建树有着重要影响。其中朱熹关于精神与物质相互依存的观点，强调清心寡欲以养身的观点等都被朱震亨运用到医学之中，形成其新的医学理论。朱震亨虽刻苦攻读经书，又有名师指点，在儒学上达到了很高水平，但却得不到发挥和施展才能的机会。37岁和44岁他曾两次参加乡试均名落孙山，他领悟到，像他这样主张正义、敢于违抗官府意志的人，即便才学再高也不会受到统治者的青睐，由此他下决心做一名医生，为民众解除疾苦。朱震亨早就萌发过做医生的念头，他的曾祖父朱杓就是一位名医，并著有《本草千金方》和《卫生普济方》，朱杓的后人中也有多人继承祖业，成为名医。朱震亨自幼常进出医生之家，逐渐对医学产生了兴趣。30岁那年，母亲戚氏患脾胃不调，腹痛，请过多位医生诊治均无效果，朱震亨表示要亲自为母亲治疗。3年中他刻苦钻研，学习《素问》等中医经典著作，初步掌握了医学理论。之后，他又攻读方书，经过两年的探究、治疗，戚氏多年不愈的病竟然被他治好了。这更激发了朱震亨学医的兴趣。此后，医学成了他最主要的"业余"爱好。朱震亨的老师许谦见他如此热爱医学，便对他说："你天资聪慧，超乎常人，既然朝廷不用你，你为何不弃举子业而习医呢？你不能为良相，必能成'良医'。"朱震亨见老师这样鼓励他，更加坚定了弃儒从医的决心，从此朱震亨走上了以医为业之路。

朱震亨初学医时主要是自学古典医籍，如《素问》《太平惠民和济局方》等，但苦于缺少名师指点，对医籍的领会不深、不透，使用古方治疗疾病效果往往不佳。于是他决定外出走访，寻求高师。44岁那年，他告别妻儿、父老，离开家乡，开始了他的求学之路。他先从家乡义乌出发，然后游遍江苏、安徽等省，几年中他赴吴中（今苏州），出宛陵（今安徽宣城），抵南徐（今江苏丹徒县），达建业（今南京），跋山涉水千余里，历时五载则一位良师也未遇到。他途经定城时，一个偶然机会得到了一本刘河间著的《素问玄机原病式》和李东垣的一部手稿。他阅后受益匪浅，爱不释手，但书中一些疑难问题却无处请教，只好遗憾地离开定城，返回杭州。回杭州后朱震亨求师之心仍未减。一天他遇见久别好友，当时浙江著名诗人陈芝言，向他讲述了自己行程千里求师未果的经过，陈芝言听后不禁大笑说："你无需费此大力，近处就有一位医学大师。此人是当今天下最适合你的老师了。"朱震亨忙问此人是谁，陈芝言说他叫罗知悌，人称"太无先生"，是金朝河间学派创始人刘完素弟子荆山浮屠的门人，并通晓李东垣、张子和学说，在医学上造诣颇深。朱震亨听后欣喜之至，谢过陈芝言荐师之恩后立即奔赴罗知悌家，拜其为师。谁知罗知悌天性孤傲，不轻易收徒传艺，又加上年事已高，诊治业务繁忙，根本无暇顾及朱震亨。朱震亨则每日按时静候门外，从早到晚毫无倦意，数天如一日，终于有一天罗知悌发现一中年人每天恭候在门外，不像是来看病的，于是便叫人唤进门来，问他有何事。朱震亨忙跪拜于地，恳求他收己为徒。罗知悌不知朱震亨的人品和才学底细，托词自己年老多病，不能胜任。朱震亨遭拒绝后，仍不动摇求师之心，跪地苦苦哀求。罗知悌见状，心烦地叫家人将其赶出门外。朱震亨并没有灰心，而是一如既往地天天站在罗家门外，风雨无阻。一有机会就恳求罗知悌收他为徒。就这样过了3个月，从夏天到秋天，他依然坚持着。这时有人出来为朱震亨求情了。罗知悌这才知道朱震亨是义乌名士，德才兼备。若自己不收其为弟子，恐怕要遭天下人的耻笑了。3个月来他也见到了朱震亨求学拜师的一片真心，于是便答应见他。见到罗知悌后，朱震亨讲了自己的身世、成长过程，以及弃儒从医的经历，谈了自己对现实社会的看法，以及对医学理论和临床问题的关心，一番谈吐颇得罗知悌赏识，当即罗知悌便同意将朱震亨收于门下。其后朱震亨日夜苦读，酷暑严寒从不间断，医术日见增进。罗知悌曾对人说："我一生所学，多亏有了彦修，不愁没有传人了。"朱震亨随罗知悌学习3年。3年中罗知悌始终强调，欲学成医，必须博采众长，不拘于一家之说。在罗知悌的指导下，朱震亨对张仲景的外感病治法、李东垣的内伤病治法、张子和的攻下法等皆深有所悟。一个夏季酷暑之日，有一患者求治。来者惊恐不安，狂言恶语，罗知悌让朱震亨诊察后令其开方，朱震亨写好处方后让老师审视，罗知悌看后竟然与自己的处方毫无差别，患者服后果然痊愈。1377年，罗知悌因年高体弱，患病久治不愈而病逝。对此，朱震亨悲痛万分。罗知悌因无后人，故一切后事均由朱震亨操办，朱震亨选择了一块风水宝地将恩师安葬了。

朱震亨48岁后，因熟读《内经》，精研刘河间、张子和、李东垣学说，又随高师罗知悌深造，终成一代名医。朱震亨不但医术精深，而且医德高尚。

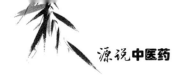

1358 年，一代名医朱震亨端坐在书桌前，手持狼毫，含笑而去，终年 77 岁。家人将他的衣柜打开，大橱小橱装满了书稿，这就是他留给后人的无价之宝。

朱震亨虽 44 岁才开始学医，然而他聪慧过人，又加上刻苦钻研，因而在短短的时间内便与刘完素、李东垣、张子和齐名，被后人称为"金元四大家"。朱震亨能有此殊荣，除了他虚心好学、博采众长、具有高超医术外，更重要的是，他能够在医学理论上推陈出新，提出许多新的学术见解和观点，丰富和发展了中医学理论，他的杰出表现为在医学发展史上留下了浓墨重彩的一笔。

（二）医学成就

朱震亨一生中在繁忙的诊务之余，还勤于笔耕，为后人留下了一大批重要的医学著作和诊疗经验，其中《格致余论》《局方发挥》为其代表作。

朱震亨在元至正七年（1347 年）完稿的《格致余论》一书，集中反映了他的学术思想，即"相火论""阳常有余，阴常不足"。

他所创立的"阳常有余，阴常不足"，着意阐发相火与人身的关系，提出保护阴精为摄生之本，强调保护阴气的重要性，并确立了"滋阴降火"的治则，为倡导滋阴学说打下了基础。其他各篇侧重论述滋阴降火和气、血、痰、郁的观点，内容十分丰富，每篇又多以治验对照。

《局方发挥》着重阐发滋阴降火的治疗原则，指出《太平惠民和剂局方》以温补、辛香燥热之剂治病的弊端，主张戒用温补燥热之法，在纠正时弊方面发挥了重要作用。《局方发挥》对杂病创立了气、血、痰、郁的辨证方法。其他，如恶寒非寒、恶热非热之论，养老、慈幼、茹淡、节饮食、节情欲等论大多从养阴出发，均对后世影响颇深。

朱震亨门人很多，如戴元礼、王履等，对明清医学的发展影响很深，是金元学派其他大家所不能比拟的。

朱震亨博览群书，学采众长，成为"金元四大家"中丹溪学派的代表人物。他深入研究《内经》等古典医籍，继承"寒凉派"刘完素、"攻下派"张从政和"补土派"李东垣的学术之长，融进自己的心得，提出独到的学术见解。他在"相火论"的基础上创立了"阳常有余，阴常不足"学说，倡导养阴在养生和临床治疗上的重要性，被后人称为"滋阴派"。他的成就不仅仅在"滋阴"理论上自成一家,更重要的是他对临床医学的贡献。

"滋阴降火"是朱震亨创立的学术见解,其突出贡献在于:一是纠正了《局方》滥用热药的时弊,为开辟治疗新途径提出了理论依据。二是在前人"肾气丸"的基础上,加入了知母、黄柏,以达到补肾水、清虚火的目的。三是创立了"寒凉补肾"法,一改过去温热药补肾法的弊端,是补剂史上的一个转折点。四是为后世温病学派系统发展滋阴理论奠定了基础。在杂病方面,后人有"杂病用丹溪"之说。自中医学从唐朝传入日本后,朱震亨的学术思想和著作也相继传入日本。明嘉靖十六年(1537年),日本人田代喜三来中国,曾学习过朱震亨的高超医术。今天日本还有"丹溪学社",可见朱震亨的医术为日本汉医界所推崇。

本草药圣——李时珍

本草药圣李时珍(约1518—1593年),闻名中外的明代杰出医药学家、植物学家和博物学家,字东壁,晚号濒湖山人,湖北蕲州(今蕲春)人。一生中撰有《本草纲目》等10余部著作,为中华民族乃至全人类做出了巨大贡献。《明史》有传。

(一)生平事迹

李时珍出身世医之家,父亲李言闻,号月池,为人笃厚仁孝,精通医药,是有名的民间医生。时珍自幼习儒,3次应乡试不中,于是放弃了科举做官的打算,师事顾日岩,闭门十载,足不出户,博览群书。"凡子、史、经、传、声韵、农圃、医卜、星相、乐府诸家"皆刻意攻读,为他后来的事业打下了深厚坚实的基础。

自幼受家庭环境的熏陶,加之体弱多病,受益于医药,所以青年时代的李时珍遂立志献身医药事业,边行医,边著述,边入山采药,边实地考察。千里就医于门,立活不取值。后因治好楚王王子的病,被聘为楚王府奉祠,掌良医所事。又因医好皇亲朱英㸌儿子的暴厥症,经推荐,赴京师太医院任院判(六品)。因心念撰著《本草纲目》一事,1年之后,便辞官返乡。

李时珍在研读各种本草书籍的过程中发现其中错谬缺陷较多,加之在临

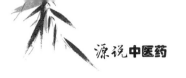

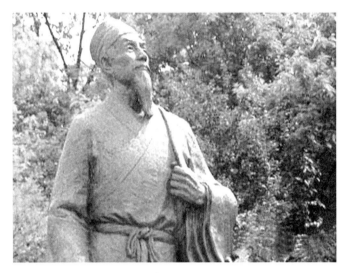

李时珍像

证实践中逐渐增长了许多医药方面的知识与经验，在他 30 岁左右时，便立志要重修本草，为此他进行了长期艰苦卓绝的准备工作。"搜罗百氏"，"采访四方"，参考了古今本草、医书，以及经史百家各类著作近千种，并且随手做了大量笔记，"稍有得处（收获心得），辄著（就写下）数言"，积累了丰富的原始资料。他还跋山涉水，行程数千里，到不少名山大川去实地考察，获得了大量珍贵的第一手资料。

（二）医学成就

从 1552 年李时珍 34 岁时开始撰著《本草纲目》，到 1578 年，前后花了 27 年的时间，几乎耗费了他毕生的心血与精力，三易其稿，才完成了这部历史巨著，共 52 卷。其子建中、建元、建木和诸孙皆参与绘制药图，孙树宗、树勋为之校对。

由于没有财力出版，李时珍花费了几年时间寻找资金，四处奔波。在年近 70 岁时，他不顾年事已高，从家乡乘船来到江苏太仓，登门拜访当时文坛魁首王世贞，一方面请他资助，一方面请他为《本草纲目》作序。

在多年多方的努力下，金陵（今南京）刻书家胡承龙最终资助其完成夙愿。但是由于李时珍毕生的辛劳，损伤了他的健康，终于 75 岁时病倒了，这时书刚刚刻成尚未付印，1593年李时珍这位一代伟大的医药学家带着遗憾溘然长逝。在他去世后的第3年，金陵版《本草纲目》终于问世，随后便风靡神州，流传世界。至今已先后被译成英文、日文、俄文、法文、德文、韩文及拉丁文等多国文字，成为国际上药物学、植物学、博物学等科学研究的重要文献。

李时珍的学术思想是建立在朴素唯物、辩证观的基础之上的，虽然受到时代和科学发展的局限，对某些问题做了唯心论的解释，但他的世界观和思想认识水平远远超过了同时代国内外科学界的众多人物，他的贡献是多学科的，完全超越了国界，是对人类的贡献。

——在药物学方面的贡献

1. 集中国医药学之大成

《本草纲目》是我国药物学的巨著，是明代本草学集大成之作。全书190多万字，载药1892种，其中新增药物374种，附图1109幅，附方11096个。分16部62类，根据以微至巨、以贱至贵的原则排列。全书采用纲目体例：分部为纲，分类为目；正名为纲，释名为目；物以类从，目随纲举，充分体现了纲目分明，条理清晰，博而不繁，详而不杂，考证确切，资料充分，说理有据，方药结合。如此巨著，出自一人之手，从其内容广博、规模宏大、学术水平、科学价值等诸方面，无论在当时的中国，还是在当时的世界都是首屈一指，绝对领先的。诚如我国著名学者郭沫若所誉：李时珍是"医中之圣，集中国药学之大成"。

2. 创立本草学的崭新体系

自东汉《神农本草经》问世以来，药物分类一直沿用"三品"分类法，即"上药养命"（没有毒性，可以久服不会损害人体的，列为上品），"中药养性"（没有毒或毒性不大，可以补虚的，列为中品），"下药治病"（有毒或药性较峻烈，不能长期服用，足以攻邪祛疾的，列为下品）。这在当时是有可取之处的，但分类比较粗略，不够严谨。李时珍破旧立新，打破了沿用1400多年的"三品"分类法，在《本草纲目》中，根据药物的种类分为"水部""火部"等16部，这是药物学分类方法的重大变革，在我国药学史上具有划时代的意义，比西方的植物分类要早100多年，从而成为我国古代药物学中最系统、最科学、最完善的分类体系。

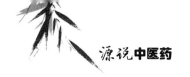

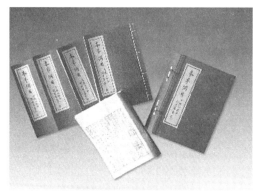

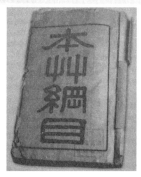

3. 纠正历代本草中的错讹

李时珍在研究历代本草时发现了不少"瑕疵"（缺点错误），故在《本草纲目》中特设"正误"一项，以纠正以往的错误，共有 70 余处；在"释名""气味""发明"等项下也时有纠误。他想到"伏念本草一书，关系颇重，谬误实多"，于是在著书的过程中作了大量的考证和研究。勿庸讳言，李时珍也有以正为误、己言反谬的欠妥之处，然终归是瑕不掩瑜。

4. 增补新药以充实本草

李时珍是一位了不起的医药学家，他在《本草纲目·凡例》中说："唐、宋本所无，金、元、我明诸医所用者，增入三十九种。时珍续补三百七十四种。"第一部药典《神农本草经》，载药 365 种，李时珍则将"今方所用，而古本则无"，"方物土苴（地方土产，很低贱的一些药物），而稗官（野史、小说、笔记）不载"却是效用良好的药物 374 种收入其书，充实了本草。

5. 发展了中国的药物学

李时珍论药意在医用，突出实践性，将药物学与临床有机地结合在一起，

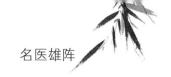

这是《本草纲目》最大的特点之一，也是李时珍继承和发扬我国本草学传统特色的成就，是历代本草学家无法比拟的。

——在医学上的贡献

发展了中医基础理论，汇百家精粹创独家医论，搜集大量民间单方验方，重视养生，广集保健医方，发展中医急救学。

——在自然科学方面的成就

《本草纲目》的成就是多学科的，除了医、药之外，几乎涉及古代科学的全部领域，如植物学、动物学、矿物学、地质学、化学、物理学、天文学、气象学、物候学等等。明代大文学家王世贞称之为"格物（研究一切事物）之通典"，达尔文誉之为"中国古代的百科全书"。

1. 创立了先进的自然科学分类法

李时珍根据《周易》"物以类聚"的原则和物质五行说，将所有药物分属于动物、植物和矿物三大类别，共分 16 部。他所创立的纲、目、属种的分类体系与西方植物分类学的纲、目、科、属、种的分类体系很相近，但要早 100 多年。可以毫不夸张地说，李时珍是植物分类学的奠基人。

2. 丰硕的自然科学研究成果

植物学：《本草纲目》收集的药物占植物总数的 58%。李时珍不仅阐述了其形态、特征、生态习性、生长过程、地理分布、栽培技术、实用价值，还详记了它们的名实、原产地、传播情况等等。

动物学：《本草纲目》共收录动物药 462 种。与药用植物一样，对有关项目都做了阐述和详记。

矿物学：《本草纲目》收录的矿物药共三大类：水部 43 种，土部 61 种，金石部 161 种，共计 265 种，且对有关项目做了阐述和详记。

物理学和化学：《本草纲目》中有关物理、化学的记载甚多，如雨水的形成，冰雪在生产、生活及医疗中的应用，汞、青黛、醋酸铜等的提取及药用功效等等，这些至今仍是研究科学史的专家不可缺少的重要文献。

气候学和物候学：《本草纲目》收集了一些关于气候与季时资料，十分可贵。物候内容也很丰富，如有关鸟类的分布、鸣叫、音节和出现时间；一些植物完整的生长过程，其科学性与精密性令现代气象与物候专家叹服。

天文学和地理学：《本草纲目》对天文与地理的某些理论阐述十分精辟。

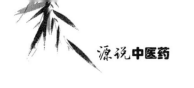

如"水、火为万物之先""水为万化之源",是古代的物种起源说;"太阳,真火也",(月球上)"其婆娑者,山河之影尔",还有关于地壳物质构造及运动变化的论述,在科学史上具有重要意义。

3. 有关当时生产技术的丰富资料

在《本草纲目》中,这些资料不仅内容丰富,而且涉及面很广。除药物的种植、收采和炮制等技术有详载外,还包括农业、林业、畜业、渔业、食品,以及采矿、冶金和化工方面的大量技术,这些资料不仅有史料价值,而且有现实的应用价值。

——在社会科学方面的贡献

李时珍学养深厚,学识渊博,成就卓超,体现在《本草纲目》中的社会科学方面的成就涉及哲学、历史学、人文、文学、思维学、语言学、音韵学、训诂学、文献学、民俗学等。他所取得的成果令后世称道不已。

李时珍的一生著作颇丰,所撰《濒湖脉学》为脉学专著,《奇经八脉考》为经络学专著。另有《三焦客难》《命门考》《五脏图论》《濒湖医案》《濒湖集简方》等,均已散佚。

李时珍以他辉煌的成就,成为中国科技史上最伟大、最具影响的科学家。他是一位科学巨人!没有任何人能像他那样,具有如此广博而精深的科学文化知识;没有任何一位科学家能像他那样,毕生坚持科学实践而又著述不辍;没有任何一位科学家像他那样,既具有集古今百科大成的气魄与实力,又具有深入多学科领域,纵横驰骋、敢于创新的才能。因此,几百年来,他在中国乃至世界具有广泛而深刻的影响!

在1951年的世界和平理事会维也纳会议上,中国明代的伟大科学家李时珍被列入世界文化名人首批名单。最有权威的科学史家、世界科学巨著的作者英国的李约瑟博士,以高度、准确的语言这样评价:"李时珍达到了与伽利略、维萨里的科学活动所隔绝的任何科学家所不能达到的最高水平。"

作为中华文明的创造者、传播者,李时珍永远是中华民族的骄傲与自豪!他同哥白尼、伽利略和达尔文等伟大的科学家一起,永远为世界人民景仰、赞颂!

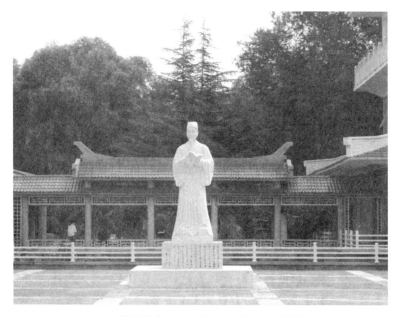

建在蕲州的李时珍纪念馆中的李时珍雕像

孙一奎、张景岳

一、孙一奎

孙一奎，字文垣，号东宿，别号生生子，安徽休宁县人。生活于明代嘉靖至万历（1522—1619 年）年间，我国明代著名医家。

（一）生平事迹

明王朝建立以后，结束了蒙古贵族的残暴统治，民族矛盾得到缓解，社会比较安定，农业很快得到发展，手工业、商业也随之繁荣起来。明中叶以后，商品经济有了相当程度的发展，资本主义开始萌芽，其有力地推动了医学的发展。明代医家迭出，且著述丰富。在众多著作中，尤以《赤水玄珠全集》颇具风采。其作者就是"新都之巨阀穷檐、三吴之显贵隐约、靡不饮其汤液而称有喜"的孙一奎。

孙一奎天资丰厚，年幼时即聪慧过人。小时候学《易经》，只经塾师稍事

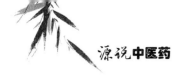

点拨竟能了然，昭明大义。而后学习儒业也很有收获。他的老师也对他的天资亦感惊奇。明嘉靖以后，朝中奸佞当道，闭塞贤路。朝廷的腐败使弃仕途而转医者大量出现，同时孙一奎也清楚地看到父辈苦苦攻读，却身体疲惫而更加虚弱，以及仕途的艰辛，从而使他萌发了"不为良相，即为良医"的念头。一次至括苍（今浙江丽水东南）看望哥哥，遇到仙人传授神秘方书，他读后顿时觉得领悟很多，医疗实践中多能收到效果，于是立志舍儒从医。

开始学医时，孙一奎苦读医籍，不论寒暑都十分专注。上至《灵枢》《素问》《难经》，下及古今名家无所不及，对儒、释、道三教经典中与医学有关的部分也无不猎及。研习3年之后，他觉得待在一个小地方眼界比较狭窄，只有多方求教，方能扩大视野。于是他决定离家远游，寻师求教。他的足迹踏遍江南，一边行医，一边寻求有识之士，博采众长，不拘门户。凡遇高明的人就虚心求教，尊敬地与其探求医理。后来曾随徽州黟人黄古潭先生学习。黄古潭先生治病常有超常见解，孙一奎凡是遇到疑难的病证都会向他请教，对临床中一时不能下诊断而犹豫不决的，决不轻易放过。一次，孙一奎的弟弟外出旅行，路上感受了热邪，加上过于疲劳，突发左胁痛，痛处皮肤色红而且出现水疱，医生断为肝经郁火，施以泻肝的方剂，结果，病痛反而加重。孙一奎自己并不明白，便带着他的弟弟前去询问先师黄古潭。黄先生给他讲医理，弃苦寒之品不用，而纯用甘寒药物，重用瓜蒌，加粉草、红花，结果一剂而愈。黄古潭的高超医术，使孙一奎在医理和临证诊疗上受惠不浅。

（二）医学成就

经过30年的勤求博采，刻苦钻研，孙一奎耳目渐广，经验渐丰，终于达到了理论上"镜莹于中"，实践上"投剂辄效"的境界。其医术精湛，每每决断死生多能效验，从此医名显赫，名士显宦争相交往。诊余之时，他先后著有《赤水玄珠》30卷、《医旨绪余》2卷、《孙文垣医案》5卷，后来合称为《赤水玄珠全集》。

"赤水玄珠"之名取之于象罔得珠的故事。《庄子·天地》载："黄帝出游到赤水之北，登上昆仑山，回来后发现他的玄珠遗失了，于是先后派知、离朱和喫诟等人去寻找，都没有找到。黄帝又指派象罔去，象罔找到了。"象罔为虚拟人物，亦作罔象，意思是似有象而无，即不在意的意思，以不在意

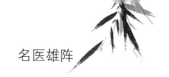

故能独得玄珠。

《赤水玄珠》共30卷，书中以表里、寒热、虚实、气血为辨证原则，对各种病证的讨论较为详尽，对于先贤遗著，凡切合临床实际，对辨治有指导作用的则采纳，对于古今各家著述中的偏颇之处又常能提示后学者。书中所列方药亦较实用。该书论病溯源注流，浑然一体，又附之己见，多点睛之意，颇能启迪读者，因此为后世所推崇。

《医旨绪余》为孙一奎的医论专辑。书中节录了古今医家精论及《灵枢》经文数篇。以脏腑经络之形质、功能及病证的诊治为主进行论述，尤其对《难经》的研究更为深入。对命门、相火的阐述发前人所未发，对后世的影响最大。其"不执方说"和"六名师小传"皆为传世之篇，前者倡"妙悟心法"、不泥古方；后者对诸名家的短长、功过做了十分公允的评论。书中所选录之先贤遗训亦堪称精粹，深受同道的赞誉。

《孙文垣医案》又名《孙氏医案》《生生子医案》《赤水玄珠医案》，共5卷，为其门人余煌、徐景奇，及其子泰来、明来编辑。《孙文垣医案》以行医地名命集，以诊治时间为序，共收载医案近400例。所治病证列有子目。孙一奎精于辨证，治疗能融会前人学术经验，提出新的见解。所辑痢疾、痰火、虚劳、热病、痹证、痿证等案例较多，但从未出现治疗方药的雷同，充分体现了同病异治的原则。孙一奎从师于黄古潭，黄古潭为汪石山的学生，汪石山又是朱震亨的再传弟子，而朱丹溪受业于罗知悌，又得刘完素之传。因此，孙一奎受刘完素、朱丹溪的影响最深。在用药规律上，可体味出师承丹溪一脉的痕迹。读《孙氏医案》会觉案案皆有收益。

孙一奎在学术上融汇儒、释、道三教理论，深研《内经》《难经》，兼采前贤的长处，在命门、三焦、相火等问题的研究上颇多建树，尤以太极之说演绎医理，首创"命门肾间动气说"，为肾命学说的深入研究开创了新的局面。其"三焦为气母，有经无形，总只一而已"之说也得到后世医家的赞许。孙一奎明辨"正火""邪火"，严格把相火与五志淫火区别开来，使虚损诸疾的治疗原则得到了匡正与补充。对其宗师朱丹溪"阴常不足阳常有余"论进行了诚恳的批评。在临床上孙一奎精思明证，诊病精确，倡不执方说，治疗疾病多巧发而奇中。从他的学术特点看，很难把他归属于哪一个学派。他在"列张、刘、李、朱、滑六名师小传"中，根据诸师所处的社会环境不同，对

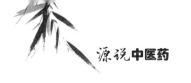

他们的贡献做出了正确的评价。他说："仲景不徒以伤寒擅长，守真不独以治火要誉，戴人不当以攻击蒙讥，东垣不专以内伤树绩，'阳有余阴不足'之谭不可以疵丹溪，而撄宁生之长技，亦将与诸公并称不朽矣。"由此可见，孙一奎善采诸家之长，反对标榜门户，恪守一家之言，其学术观点无不包含着历代前贤的学术精华，真可谓是百脉一宗了。

二、张景岳

张景岳（1563—1640 年），又名张介宾，字会卿，别号通一子，明末会稽（今浙江绍兴）人，明代杰出的医学家，为温补学派的代表人物。

（一）生平事迹

张景岳生于嘉靖四十二年（1545 年），自幼聪颖，因祖上以军功起家世袭绍兴卫指挥使，"食禄千户"，家境富裕。从小喜爱读书，广泛接触诸子百家和经典著作。其父张寿峰是定西侯门客，素晓医理。张景岳幼时即从父学医，有机会学习《黄帝内经》。13 岁时，随父到北京，从师京畿名医金英学习。青年时广游于豪门，结交贵族。当时上层社会盛行理学和道家思想，张景岳闲余博览群书，思想多受其影响，通晓易理、天文、道学、音律、兵法之学，对医学领悟尤多。张景岳性格豪放，受先祖以军功立世的激励，壮岁从戎，参军幕府，游历北方，足迹及于榆关（今山海关）、凤城（今辽宁凤城县）和鸭绿江之南。当时北方异族兴起，辽西局势已不可为。数年戎马生涯无所成就，使张景岳功名壮志"消磨殆尽"，而亲老家贫终使他尽弃功利之心，解甲归隐，潜心于医道，从而医技大进，名噪一时，被人们奉为仲景、东垣再生。57 岁时，他返回南方，专心从事临床诊疗和著书立说。崇祯十三年（1640 年）离世，终年 78 岁。

张景岳早年推崇丹溪之学。朱丹溪处于《局方》盛行的时代，医者每多滥用辛热燥烈药物而致伤阴劫液，故朱氏以"阳有余阴不足"立论。明代医学界刘河间、朱丹溪的火热论相火论占统治地位，更有时医偏执一说，保守成方，不善吸取精华，反而滥用寒凉，多致滋腻伤脾苦寒败胃，成为医学界的时弊。张景岳逐渐摈弃朱氏学说，私淑温补学派前辈人物薛己（1486—1558 年）。薛己身为明太医院使，主要为皇室王公等贵族诊病，病机多见虚损，故喜用补。张景岳出身贵族，交游亦多豪门大贾，故法从薛氏，力主温补。特别针对朱丹溪之"阳有余阴不足"创立"阳非有余，真阴不足"的学说，创制了许多著名的补肾方剂。因其用药偏于温补，世称王道，其流弊使庸医借以藏拙，产生滥用温补的偏向。

虽然张景岳善温补，持温补论，但以其临床而言，却是非常注重辨证施治的，组方用药也十分讲究，务求方证相宜。《景岳全书》记有少量医案，曾治疗一壮年："素好火酒，适于夏月，醉则露卧，不畏风寒，此其食性脏气皆有大过人者，因致热结三焦，二便俱闭。景岳先以大承气汤用大黄五七钱，如石投水。又用神佑丸及导法俱不能通，且前后俱闭，危剧益甚，遂仍以大承气汤加生大黄二两、芒硝三钱，加牙皂二钱煎服。黄昏进药，四鼓始通。大便通而后小便渐利。此所谓盘根错节，有非斧斤不可者，即此之类，若优柔不断，鲜不害矣。"此案乃热结便秘，患者年壮气实，素体火盛，又嗜辛热，饮食酒火蓄积结热，津液干燥而致便闭。景岳以"阳结证必因邪火有余"，"非攻不可"，迭用峻下之剂，用药可谓"勇敢"，而始获斩关夺隘之功，诚非诊无定见、优柔寡断者所能及。此案足以为证，张景岳虽然善用温补，未尝不善于寒凉攻下。

（二）医学成就

张景岳中年以后著书立说，著作首推《类经》。其编撰"凡历岁者三旬，易稿者数四，方就其业"。成书于天启四年（1624 年）。张景岳对《内经》研习近 30 年，认为《内经》是医学至高经典，学医者必须学习。但《内经》"经文奥衍，研阅诚难"，确有注释的必要。《内经》自唐以来注释甚丰，王冰注《黄帝内经素问注》影响最大，但王冰却未注《灵枢》，各家注本亦颇多阐发未尽之处。《素问》《灵枢》两卷经文互有阐发之处，为求其便，"不容不类"，故张景岳"遍索两经，尽易旧制，从类分门，然后合两为一，命曰《类经》。类之者，以《灵枢》启《素问》之微，《素问》发《灵枢》之秘，相为表里，通其义也"。《类经》分经文为 12 类、若干节，根据相同的内容拟定标题，题下分别纳入两经原文后详加注释，并指出王冰以来注释《内经》的各家不足之处，条理井然，便于查阅，其注颇多阐发。《类经》集前人注家的精要，加以自己的见解，敢于破前人之说，理论上有创见，注释上有新意，

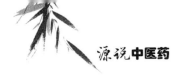

编次上有特色，是学习《内经》重要的参考书。

同年，张景岳再编《类经图翼》和《类经附翼》，对《类经》一书中意义较深言不尽意之处加图详解，再附翼说。《类经图翼》11卷，对运气、阴阳五行、经络经穴、针灸操作等做图解说，讨论系统。《类经附翼》4卷，探讨易理、古代音律与医理的关系，亦有阐述其温补的学术思想，《附翼·大宝论》《附翼·真阴论》等重要论文还有部分针灸歌赋。

张景岳晚年集自己的学术思想、临床各科、方药、针灸之大成，辑成《景岳全书》64卷。该书成书于其卒年1640年。"《全书》者，博采前人之精义，考验心得之玄微。"共录新方186方，古方1533方，其中古方收妇科186方，儿科199方，痘疹173方，外科374方，另有砭法、灸法12种。《景岳全书》内容丰富，囊括理论、本草、成方、临床各科疾病，是一部全面而系统的临床参考书。张景岳才学博洽，文采好，善雄辩，文章气势宏阔，议论纵横，多方引证，演绎推理，逻辑性强，使《景岳全书》得以广为流传。后世叶桂亦多承张氏理论。

《质疑录》共45论，为张景岳晚年著作，内容针对金元各家学说进行探讨，并对早期发表的论述有所修正和补充。

温病三杰

一、吴有性

吴有性，字又可，号淡斋，姑苏洞庭（今江苏吴县太湖洞庭山）人。具体生卒年代不详，约生活于16世纪80年代至17世纪60年代，明末清初著名医学家，为温病学派重要代表人物之一。

（一）生平事迹

吴有性生活的时代正值明末战乱，饥荒流行，疫病盛行。据史料记载，明末崇祯十四年（1641年），山东、河南、河北、浙江等地温疫流行，当时吴有性49岁，亲眼目睹了一些传染病流行地区"一巷百余家，无一家仅免；

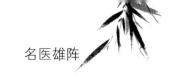

一门数十口，无一口仅存者"的惨况，而"时师误以伤寒法治之，未尝见其不殆也"，有因失治不及而死者，有妄用峻补、攻补失序而死者，急病用缓药、迁延而死者比比皆是，使吴有性痛心疾首，强烈的社会责任感使他决心探索温病。他"静心穷理，格其所感之气、所入之门、所受之处及其传变之体，平时所用历验方法"，在总结前人有关论述的基础上，结合自己的认识与经验，于1642年编著了我国医学史上第一部瘟疫学专著《温疫论》，创立了达原饮一方以治疗温疫。

（二）医学成就

《温疫论》是吴有性唯一一部传世之作，共两卷。卷一载文50篇，主要阐发温疫之病因、病机、证候和治疗，并从中参论温疫与伤寒的区别。卷二载文30篇，着重叙述温疫的各种兼夹证治，并设立了多篇有关温疫的质疑正误及疫疠证治的辨论文章。

吴有性的学术思想集中体现在该书中。质疑辨惑、遵古不泥古是其重要学术特点。吴有性根据瘟疫病势之烈、病情之重、传染力之强等特点，力排六淫四时病因之说，勇于创新，创立了新病因学理论——戾气说。他倡导以通为本、以攻为治、及早逐邪的治疗思想，主张治分气血、气分汗解、血分透斑，并探索出针对疫邪病原的特效药物。治疗时不忘顾护胃气，重视养护阴液。

吴有性认为，温病的传变多从半表半里的膜原开始，由于感邪有轻重，伏匿有深浅，禀赋有强弱，气血有虚实，因此传变的方式颇不一致。他将温病的传变从表里两大方面进行总结，归纳出九种传变方式，称为"九传"，并强调"九传"及其相应的治法是对瘟疫辨证施治的紧要环节。

温病学说渊源于《内经》，孕育于《伤寒论》，产生于金元，成熟于明清，《温疫论》是我国第一部传染病学专著，为温病学说的形成和发展奠定了基础。

吴有性的贡献在于他不囿旧说，勇于创新，突破传统的六淫四时病因原理，创立了戾气学说，提出戾气是传染病的一大病因，戾气致病具有明显的传染性、流行性和散发性。

戾气学说建构了新的病因学理论和瘟疫的辨证论治体系。吴有性真正将

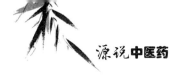

温病从伤寒中分离出来，无愧于"治温病证千古一人"的赞誉。

自他以后，清朝戴天章的《广瘟疫论》、余师愚的《疫疹一得》、杨栗山的《寒温条辨》、刘松峰的《说疫》、熊立品的《治疫全书》等相继问世，这些著作从不同角度发展了吴有性的学术观点，形成了瘟疫病研究的独特体系，为瘟疫学派。

二、叶桂

叶桂，字天士，号香岩，江苏吴县人，生活于康熙六年至乾隆十一年（1667—1746 年），被誉为"温热大师"。

（一）生平事迹

叶桂信守"三人行必有我师"的古训，不管什么人，只要比自己有本事，他都拜之为师。他的老师有长辈，有同行，有病人，甚至有和尚。每当他打听到某人善治某病后，就会欣然前往，直到学成后才离开。从 12 岁到 18 岁，仅仅 6 年，他除继承家学外，先后踵门求教过的名医就有 17 人。

叶桂的祖父叫紫帆，名时；父亲叫阳生，名朝采，都精于医术。白天，叶桂从师读经书；晚上，父亲就教他"岐黄之术"。因此，他从小时就《素问》《难经》及汉唐宋等名家之书无不广搜博览。可惜的是，在他 14 岁时父亲去世了。这时的他幼孤且贫，为了维持生活，只好一面行医应诊，一面拜父亲的门生朱某为师，继续学医。由于他天资聪慧，不久在医学上的造诣就超过了朱师。但他毫不自满，仍孜孜不倦，又去寻找更多的老师。

山东有位姓刘的名医擅长针术，叶桂很想去学，只是苦于没人介绍。一天，恰巧有位姓赵的患者是名医的外甥，因为舅舅没治好他的病，特地来找叶桂医治。叶桂诊治后给他开了几帖药服后就好了，患者很是感激。叶桂趁机请他介绍去拜姓刘的名医为师，得到了允诺。于是叶桂就改名换姓到姓刘的名医那里，每逢临症处方，他都虚心学习。一天，诊室抬来一个神智昏迷的孕妇。姓刘的医生候脉后推辞不能治。叶桂仔细观察琢磨，发现孕妇是因为临产，胎儿不能转胞而疼得昏迷的。于是，叶桂取针在孕妇脐下刺了一下，就叫人马上抬回家去。一到家，胎儿便顺产而下。姓刘的医生很是惊奇，详加询问，才知道这个徒弟原来是早已名震远近的叶桂。叶桂把向他学习的苦

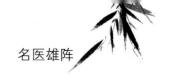

心如实说了出来，刘医生听后很受感动，最终把自己的针灸医术全部传授给了叶桂。

又有一次，一位上京赶考的举人路过苏州，请叶桂诊治。叶桂诊其脉，问其症。举人说："我无其他不适，只是每天都感口渴，时日已久。"叶桂劝那位举人不要赴考，说他内热太重，得了糖尿病，不出百日必不可救。举人虽然心里疑惧，但是应试心切，仍然启程北上。走到镇江，听说有个老僧能治病，他便赶去求治。老僧的诊断与叶桂的诊断一模一样。可是叶桂当时还拿不出办法，而老僧却能把防治的方案具体地告诉举人，说："既有其病，必有治方。从今天起，你每天即以梨为生，口渴吃梨，饿了也吃梨，坚持吃一百天，自然会好。"举人按老僧的嘱咐每天吃梨，果然一路平安无事。当他衣锦还乡时，在苏州又遇见了叶桂，便把经过一五一十地说了。叶桂仰慕老僧的高明医术，便打扮成穷老人模样，到庙里拜和尚为师，并改名叫张小三。他每天起早贪黑，除挑水、砍柴外，就挤时间精心学习医术。老僧见他勤奋好学，很是喜欢。每次出诊，必带他一起去。经过 3 年的刻苦学习，叶桂把老僧的医术全部学到手。一天，老僧对叶桂说："张小三，你可以回去了，凭你现在的医术，可赛过江南的叶桂了。"叶桂一听便跪下道出实情，老僧听后很受感动。

每遇到自己治不好的病，叶桂总是乐于倾听同道的意见，哪怕是"名未著"的医生他也虚心吸取其诊病立方的长处。一次，叶桂的母亲年老患病，他多方治疗总是无效，遍请县城内外有名的医生治疗也没有效。病情一天天加剧，叶桂很是忧虑，便向仆人说："本城还有没有学问深而无名气的医生?"仆人说："后街有个章医生，平日总是夸耀自己的医术比你高明，但是上门请他看病的人寥寥无几。"叶桂吃惊地说："敢如此大言不惭者，应当会有真才实学的，快去请来!"仆人奉命去请。章医生详细询问病情。仆人说："太夫人服药无效，病势日危，主人终夜彷徨，口中喋喋不休念着'黄连'二字。"章医生心中有所领悟，便来到叶桂家。诊视叶老太太后，拿过之前的药方仔细琢磨，沉吟很久说："原药和症相合，照理应当奏效。但太夫人病由热邪郁于心胃之间，药中必须加黄连才能治愈。"叶桂一听，不禁一跃而起，说道："我早就想用这味药，因为考虑母亲年纪大，恐怕会灭真火，所以不敢用呀。"章医生说："太夫人两尺脉长而有神，本元坚固。对症下药，用黄连有何不

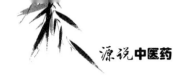

可？"叶桂表示赞同。结果，服药 1 剂，病情大有好转，再服 1 剂，病就好了。叶桂喜出望外，踵门拜谢，并致厚酬。章医生推辞说："只是我的见解同你的心意偶合，何足道谢？"之后叶桂经常对病人说："章医生的医术比我高明，可以请他看病。"可见，叶桂具有虚怀若谷、谦逊向贤的美德，能够摆脱"文人相轻"的陋习，从此医道日益长进。

有个人患一种慢性病，经常复发，十分苦恼。他找叶桂诊治。叶桂开了个方，嘱他按方服 100 剂就不会复发了。病人服了 80 剂，病好了 1 个多月，就再不服药了。不料事隔 1 年，病又复发。叶桂对他说："我叫你服 100 剂，你才服 80 剂，当然复发了。从今天开始，你听我的，再服 40 剂，病就永不复发。"事情果真如他说的一样。

叶桂活了 80 岁，临死时谆谆告诫他的孩子说："医可为而不可为。必天资敏悟，读万卷书，而后可借术以济世。不然，鲜有不杀人者，是以药饵为刀刃也"（沈德潜《香岩传》）。

（二）医学成就

叶桂毕生忙于诊务，生平很少著述，《清史稿》谓其"贯彻古今医术，而少著述"，所传著作均系门人及后裔所著。其著作《温热论》和《临证指南医案》至今仍被临床医家推崇备至。

《温热论》是叶桂口传心授经验心得，为临床经验之结晶，是温病学说中一部非常重要的文献。全篇主要论述温病感邪途径、传变规律、治疗大法和卫气营血辨证作为温病诊治纲领，以及舌、齿、斑疹、白㾦的辨析方法及诊断意义，并论及了妇人胎前产后、经水适来适断之际所患温病的证候和治疗。

他首先提出"温邪上受，首先犯肺，逆传心包"的论点，概括了温病的发展和传变途径，成为认识外感温病的总纲。他还将温病分为卫、气、营、血四个阶段，并提出了辨证施治的原则；在诊断上发展了察舌、验齿、辨斑疹、辨白㾦等方法。

《温热论》是学习温病学说的必读之书。其后，温病学派出现的很多著名医家和论著，都未离开他所创建的理论体系。叶桂还留下了不少医案，记录了他使用轻灵短小的方子治愈的严重疾病，从中可以依稀见到他曾经叱咤医坛的潇洒。

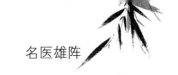

叶桂去世后，他的门人取其方药治验，分门别类集为一书，名为《临证指南医案》。此书刊于1766年，记载了内科杂病、妇科与儿科等各类医案。

叶桂不仅是一位卓越的温病学家，还是一位杰出的杂病大家。他学识渊博，医术精湛，师古不泥，敢于创新，突破前人成法，创立了温病卫气营血辨证论治理论体系，为温病学说理论体系的形成奠定了坚实的基础；他对杂病提出的许多新的治法方药，至今在临床上仍有重要的指导意义和实用价值。叶桂首次阐述了温病发生发展规律，丰富了辨舌验齿、辨斑疹白㾦的温病诊断方法。他对杂病的治疗颇具特色，并留有大量医案，温病学说理论被后世诸家所推崇。《清史稿·叶桂列传》曰："大江南北，言医者，辄以桂为宗，百余年来，私淑者众。"可见其影响之大。

三、吴瑭

吴瑭（1758—1836年），字鞠通，又字配珩，江苏淮阴人。清代著名医学家，温病学派的主要代表人物之一。

（一）生平事迹

吴瑭从小苦读诗书，想走科举之路，得个功名，但19岁时，父亲因病离世使他哀痛欲绝，悔恨自己不懂医，无力救父，又有什么颜面立在天地间呢？于是他购买方书，刻苦研读，受仲景"外逐荣势，内忘身命"之启发，毅然放弃科举之路，而专攻医学。26岁时，他游京师，检校《四库全书》，得到吴又可的《温疫论》，深悉其议论宏阔，发前人所未发，便专心学习。吴鞠通为医谨慎，虽然攻读医书十年，颇有心得，但仍不敢轻易为病人治病。直到1793年，京城流行温疫，死在庸医手中的人不计其数，他在朋友的劝说下才开始诊治病人，且救活了数十个危重病人，从此声名大振。

吴瑭一生严谨治学，勤于思考，悉心钻研，读书时必辨书中精华与疏忽之处，以明理为要，不被偏激的学说所迷惑；临证施治时，无论补法还是攻法，都力求恰到好处；他著书立说，能博采众家之长，消除门户偏见，达到中正。他反对读书易于满足；对正统的东西遵循有加，超越常规的则以鄙视；他强调"医虽小道，非真能格致诚正者不能。上而天时五运六气之错综，三元更迭之变幻，中而人事得失好恶之难齐，下而万物百谷草木金石鸟兽水火

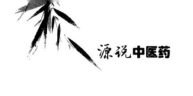

之异宜，非真用格致之功者，能知其性味之真耶？"他认为，学医的人应当"博学而通古今，审问而广见识，慎思而晓道理，明辨而致不惑，如此方能见多识广，辨证准确，治病救人"。行医者不仅要有高深的理论，精湛的医术，还应具备高尚的医德。他指出："天下万事莫不成于才，莫不统于德，无才固不足以成德，无德以统才，则才为跋扈之才，实足以败，断无可成。有德者，必有不忍人之心。不忍人之心油然而出，必力学诚求。"（《医医病书》）他愤慨叹道："呜呼！生民何辜，不死于病而死于医，是有医不若无医也，学医不精，不若不学医也。"（《温病条辨·自序》）

（二）医学成就

吴瑭在大量临证基础上，采集编辑历代名贤的著述，去其糟粕，取其精华，其间再加上自己的体会，以及临床的经验，前后花了 6 年时间，撰成《温病条辨》一书，刊于嘉庆三年（1798 年）。该书在疫病再一次将到来之前出版，流传于世。此书是吴瑭的代表著作，是论述温病的专著，兼论产后小儿部分病证，共 6 卷。其学术思想"远追乎仲景"，"近师承于叶氏"，取法于叶桂很多，也融会贯通各家学说。书中提出了三焦辨证理论，故成为温病学派之圭臬。后人评论他"上为吴又可之诤臣，下导王孟英之先路"。然而吴瑭则自谦说："诸贤如木工钻眼，已至九分；瑭特透此一分，作圆满会耳，非敢谓高过前贤也。"

此后吴瑭以医为业，孜孜汲汲 40 多年，屡起沉疴。晚年著有《医医病书》（1831 年）两卷。该书针砭时医俗医之弊端，提倡医德博学，并阐述了许多温病和内伤杂病的证治大法，亦为世人所重视。他的医案由后人汇辑整理成《吴鞠通先生医案》（一名《吴氏医案》），是其毕生临床经验的总结，记载了他治疗暑温、伏暑、胃痛、呕吐等 50 多种温病和杂病的医案，也是医家喜读之书。

吴瑭创立了三焦辨证，完善了温病治法，拓展了经方应用，研制了诸多新方，从而成为一代名医，广为后世传诵。

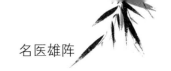

徐灵胎、王清任

一、徐灵胎

徐灵胎（1693—1771 年），名大椿，又名大业，晚号洄溪老人。江苏吴江县人，世居吴江西城下塘毓瑞堂，生于 1693 年（康熙三十二年），卒于 1771 年（乾隆三十六年），享年 78 岁。

（一）生平事迹

徐家本为望族，曾祖父徐韫奇，才气超群，博学好古。祖父徐釚于 1679 年（康熙十八年）中举鸿博，官至翰林院检讨，为当时文苑名流，曾参与纂修《明史》。父亲徐举浩，一生专研诗文，精于文学、水利学。徐灵胎天资聪慧，长身广额，声如洪钟，意志坚强，喜欢研读《周易》《道德》《阴符》等书，且爱好广泛，凡星经地志、九宫音律、百家诸子及刀剑武技无所不究，而尤精于医学。他少时曾留心经济，两度协助地方专修水利，卓有成效。

徐灵胎走上行医道路是因家庭变故所致。起初是徐大椿三弟患痞病，遍请名医诊治，虽未治愈，但他逐日与各位医生接触，听他们讲论诊病用药的道理，而且他还亲手配制药剂，渐渐稍通医理。后来他的四弟、五弟接连病故，其父悲伤异常，也生重病，且缠绵不愈，终年求医问药，使得他不断地与医药打交道。由于家庭变故，加上他祖父留有数十种医学藏书，使徐灵胎最终走上了自学成医的道路。他朝夕披览，苦苦钻研，从《黄帝内经》至元、明诸医书，广求博采，达万余卷。他继承了自张仲景至宋元以来诸家学说，并融会贯通，用之于临床，受益颇深。徐氏前后行医 50 年，胸有实学，经验丰富，疗效不凡，声誉传遍大江南北，患者莫不感颂其德，同道皆心口折服。

有位妇女患风痹，两腿痛如针刺难以忍受，徐灵胎诊后，吩咐盖上厚的被褥，并让年轻力壮之人按住不让她动，并说："无论她怎样挣扎喊叫都不要放松，直到她出汗为止。"病者家人按照他的话做，果然不用服药，妇人的病就痊愈了。

有一拳师在与人比武时胸部受伤，口闭气绝，徐灵胎令其俯卧，奋力用

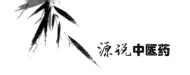

拳击其臀部，拳师口吐黑血数升而愈。

双亲逝去之后，徐灵胎隐居洄溪，自号洄溪老人。他在那里采药攻医，名望日高，一些达官贵人乃至皇帝也都请他诊治疾病。

1760年（乾隆二十五年）清廷文华殿大学士蒋薄生病，宫内御医多诊不效，皇帝下令征聘海内名医为蒋诊治，徐灵胎被推荐征召到京。经过仔细诊察，徐灵胎心下了然，密奏皇上，断定蒋薄的病不可治，过立夏七日即会死去。皇帝非常赞许他的诚实，便嘉奖他，并命他入宫中太医院供职。他先后6次进宫为皇帝看病。后来请求南归，又回到了自己的家乡。

1766年秋（乾隆三十一年）江宁太史袁子才左臂忽然挛缩，无法伸展，经多方医治无效。于是他便乘船到洄溪请徐灵胎医治。徐灵胎与其平素意气相合，曾选袁氏的《嘲学究》，载入其《随园诗话》以警世。两人以前无缘相见，此次幸会，如同老朋友。徐灵胎盛情款待，临别时赠袁子才丹药一丸。袁子才服后则病愈。徐灵胎死后，袁子才专为他写了传记。

徐灵胎第二次奉诏入京是在1771年（乾隆三十六年）10月。这时他已78岁了，老态龙钟，自知衰老，且有病在身，未必生还，于是带着儿子徐爔一起，抱病赴京，到京第三日便离世了。皇帝深表哀惜，赠儒林郎，赐金，叫他的儿子护灵柩南归，葬于越来溪的牒字圩新阡（今江苏吴江县）。徐灵胎生前曾自作墓联："满山芳草仙人药，一经清风处士坟。""魄返九原，满腹经纶埋地下；书传四海，万世利济在人间。"

（二）医学成就

徐灵胎一生著述颇多。清朝初期的医家往往采用刘河间、朱震亨、李东垣、张景岳等诸家论述，并结合临床经验发挥己见，以自立其说，而徐大椿则主张研究医学应从源到流，必先熟读《内经》《本草》《伤寒论》《金匮要略》等古典著作，继而博览《千金要方》《外台秘要》等书，以免落入窠臼。他认为，凡读医书，发议论，必先搞清其所以然，然后再经长期临床实践的检验，只有理论联系实际，才不会误入歧途。他在所著书的自序中说："学医必先明脏腑经脉也，故作《难经经释》二卷。药性必当其真也，故作《神农本草百种录》一卷。谓治病必有其所以然之理，而后世以其传也，故作《医学源流论》三卷。颠倒错乱，注家各私其说，而无定论也，故作《伤寒类方》

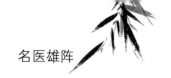

一卷。谓时医不考病源，不辨病名，不知经方，不明法度也，故作《兰台轨范》八卷。谓医道之坏，坏于明之薛立斋，而吕氏刻《赵氏医贯》专以六味、八味两方治天下之病，贻害无穷也，故作《医贯砭》二卷。谓医学流传，邪说互出，杀人之为祸烈也，故作《慎疾刍言》一卷。"徐氏所著《难经经释》是以《内经》的基本理论解释《难经》，主要阐明脏腑经络的生理功能，不以后人的主张论证前人。在对《伤寒论》的看法上，他认为《伤寒论》论述的是辨证论治的大经大法，只要有利于指导医家辨证论治的运用，不管是否为仲景原著，还是叔和纂集，都没有必要加以争论，关键是要通过辨证论治，经受临床检验，使其理论在临床之时获得验证与提高。这些主张，使徐灵胎成为伤寒学派中辨证流派的主要代表之一。

徐灵胎平生批阅之书计有 1000 多种，可谓是博大精深。而且凡所笺释，多有精辟见解，独到之处，评贬大多公允。他重视理论，能溯医学之源流，临床不拘成法。由于他竭力推崇《内经》《伤寒论》等经典著作，又有人称他为"崇古派"代表。

二、王清任——中医解剖学第一人

王清任（1768—1831 年），又名全任，字勋臣，河北玉田县人，清代著名医学家，富有创新精神的医学实践家，非常重视人体解剖学，亲自观察尸体结构，并绘图以示，为中医解剖学第一人，著有《医林改错》一书。临证亦颇有卓见，创造了不少补气行气、活血化瘀的方剂。

（一）生平事迹

王清任自幼习武，是武庠生。青年时曾考取武秀才，系武科举出身。后捐资得千总衔（下级军官）。他性情磊落，刚正不阿，在任职千总期间，目睹了晚清官场的腐败。特别是为自己空有一身武艺，到头来还得花钱纳粟买个小官做而烦恼，逐渐产生了"不为良相，便为良医"的想法，改习岐黄，以医为业。当年的玉田县知县要把鸦鸿桥收为"官桥官渡"，老百姓过桥渡船都要收费。王清任为了维护当地百姓利益，毅然为民请愿，坚决反对收费，结果得罪了县太爷。县太爷怀恨在心，唆使经王清任治病而未愈或死亡患者的家属去县衙告状，企图陷害王清任，迫使王清任远离故土，在外行医。王清

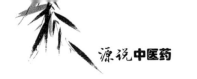

任后来于北京开设药铺知一堂，渐渐名噪京师，终成一代名医。

王清任20岁时已精通古典医籍，在行医过程中他深感解剖知识的重要，"业医诊病，当先明脏腑，"否则"本源一错，万虑皆失"。他在研究古代有关脏腑书籍和图形后发现，里面存在着不少矛盾之处，于是感慨地说："著书不明脏腑，岂不是痴人说梦，治病不明脏腑，何异于盲子夜行！"从此他便开始对人体结构进行观察研究。

王清任30岁时正在河北滦州稻地镇行医，时值瘟疫大流行，小儿尸裹甚多。王清任路过墓地，见到被狗拖咬的尸体内脏外露，他不嫌臭秽，每天清晨都去观看小儿尸体，连续10天观察了30多具，发现与古书所描绘的脏腑图形有不符之处。之后他又在奉天和北京先后3次去刑场偷偷观看刑尸及其内脏，以了解人体脏腑结构。在没有尸体可供解剖的情况下，他就解剖家畜，成为我国解剖史上第一个做动物实验的医学家。

1830年，王清任将42年间实地所见绘制成《亲见改正脏腑图》，连同他的临床心得及其他有关的医学论述著成《医林改错》。该书刻板刊行于世的第二年，王清任逝世于北京友人家中。

（二）医学成就

《医林改错》一书3万余言，有图谱25幅，创制新方31个，化裁古人妇产方剂两个。全书共分上、下两卷。上卷讲脏腑解剖，突出他对脏腑的重视。下卷主要讲治病心得和他创制的30多张活血化瘀方剂。王氏论治疾病多从瘀立论，他诚恳地告于后人，《医林改错》只是将"平素所治气虚、血瘀之症，记数条示人以规矩，并非全书"。该书"言简意赅，朴实无华，一反大量引证，侈谈奥理，繁琐考证的不良风气"，"确是近代以前独出心裁的中医著作，该书自1832—1950年再版近40次，平均3年1次，为古代任何一家之言的医学著作所不及。"

虽然后世医家对王清任的《医林改错》褒贬不一，但是他肯于实地观察、亲自动手的精神值得肯定。

由于受历史环境所限，王清任所记载的人体解剖存在着许多错误，尽管如此，他不失为中国医学史上一位有胆有识、具有革故鼎新思想的杰出医学家，为中医解剖学第一人。特别是他的血瘀论和活血化瘀治法已得到国内外

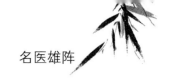

医学界的普遍重视，形成了独特的医学体系。王清任被公认为是活血化瘀的代表人物。

中华医坛，群星灿烂；名医雄阵，众贤辈出；堪颂扬者，何止万千！成就斐然、贡献卓越者，举不胜举。

他们的丰功伟绩将永留青史。

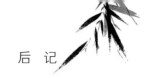

后　记

四月下旬结束了欧洲之行，回到北京，便开始了长达了3个多月的溯源寻流中医药之旅的行程。

执笔期间，逐渐入夏季，天虽热，心更热。这段日子，我仿佛投身于历史的长河之中，时而遨游于充满神话传说的时代，去寻求人类生命的起源，窥探远古圣人的身世奥秘；时而徜徉于时间的波涛之中，去发掘丰富的文化宝藏，从奇绝的甲骨中搜集医药元素，在神秘的《易》学中感悟哲理的真谛；时而沉浸在医药文化的园地，去领略底蕴深厚、丰富多彩的医、药、儒、释、道文化内涵；时而置身于名医雄阵，他们那崇高品德、精湛医术、高尚人格、渊博知识令我折服；他们既是中医药文明与文化的传承者，更是创造者；他们是精英与中坚，在他们身上有一种中医魂、中华魂，使中医药这个中国的国宝、世界的财富千年不衰，万代永存。

对中医药文化这种图文并茂的著作多少也读过一些，但由于选图不精，针对性不突出，总有一种图文二体的感觉。本书所选之图力求完美，并配合文字，以起到绿叶衬红花、增光添彩的作用。

在欧洲期间，我参观了几家由学生开设的针灸诊所和养生场馆，服务对象有的是华人，有的是当地人，有的二者兼有，业务开展得不错，市场面也较广。七月中旬又到白洋淀参加了一次九二届学生毕业20年聚会，其中有不少在国外发展的弟子，他们在不同国度从事针灸（也包括中医）、养生业务，几乎都有自己的诊所或会馆，多的达四五家。总的感觉是针灸、中医养生已经融入许多外国人的生活之中，为他们所接受、信赖，并成为他们祛疾、保健的常选。

由此我更加坚信，当今世上中、西医同存者，并非只在中国，在世界不少大中城市亦如此，这是很了不起的。这是中医药的骄傲，也是中国的骄傲！中医药不仅属于中国，而且属于世界；中医药文明不仅是中华文明元素，而

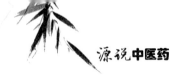

且是世界文明元素。

我们要大力推广它，宣传它，发扬它，让中医药文明之花不仅盛开于中华大地，而且在世界各地竞相开放！

何少初

2012 年 7 月 31 日

于京华雅庐